Dr Louis MARTY

AIDE DE CLINIQUE OPHTALMOLOGIQUE
EXTERNE DES HÔPITAUX

Vert

La Cécité

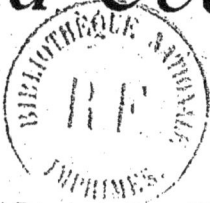

et ses Causes

dans la Région de Montpellier

MONTPELLIER

GUSTAVE FIRMIN ET MONTANE

LA CÉCITÉ

ET SES CAUSES

DANS LA RÉGION DE MONTPELLIER

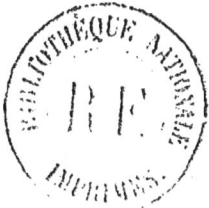

PAR

Louis MARTY

DOCTEUR EN MÉDECINE

AIDE DE CLINIQUE OPHTALMOLOGIQUE
EX-EXTERNE DES HOPITAUX (N° 1, CONCOURS 1890)

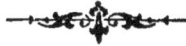

—⁕—

MONTPELLIER

IMPRIMERIE Gustave FIRMIN et MONTANE
Rue Ferdinand-Fabre et quai du Verdanson
—
1901

A MON PÈRE

A MA MÈRE

A MA SŒUR

L. MARTY.

A mon Maître, M. le Professeur TRUC

PROFESSEUR DE CLINIQUE OPHTALMOLOGIQUE

A mon Cousin, le Docteur J. MARTY

Témoignage de ma vive sympathie.

L. MARTY.

LA CÉCITÉ

ET SES CAUSES

DANS LA RÉGION DE MONTPELLIER

INTRODUCTION

L'étude de la cécité est intéressante, tant au point de vue médical, qu'aux points de vue économique et humanitaire. Le médecin doit étudier les causes de la cécité et les moyens de la prévenir ; les gouvernements ont intérêt à protéger l'aveugle, à organiser des secours qui lui permettent dans une certaine mesure de ne pas être à charge à ses semblables ; la société a le devoir, à l'aide d'une charité bien entendue, de ne pas laisser dans la misère et dans la déchéance matérielle et morale, des individus, qui, sans être ni mieux ni moins bien doués que les clairvoyants, ont assez de capacités pour pouvoir se suffire à condition d'être secondés.

Notre intention n'est pas de nous occuper ici du côté économique ou social de la cécité. Nous essayerons seulement de rechercher les causes principales de la cécité dans notre région, en indiquant brièvement les moyens de la prévenir.

Le Professeur Truc se place, pour définir la cécité, non au point de vue physiologique mais professionnel. Tout sujet qui n'a pas assez de vue, d'une façon définitive, pour travailler et vivre avec ses yeux doit être considéré comme aveugle. On est donc aveugle : 1° quand on ne distingue plus la lumière ; 2° quand on distingue seulement la lumière ; 3° quand la vision est inférieure à 0,1 de la normale: $v = o$ $v = q$ $v = -o,1$ après correction par les verres au besoin et ceci d'une manière définitive.

Ce travail comprend *deux parties*.

Dans la *première partie*, nous avons dressé une statistique d'après les 40.000 malades relevés à la clinique ophtalmologique ou dans la clientèle particulière du professeur Truc de 1886 à 1900. — Ils sont groupés en cécités binoculaire, monoculaire droite et monoculaire gauche par ordre d'importance suivant le nombre de cas observés pour chaque cause.

Plusieurs relevés distincts ont été faits, un pour le département de l'Hérault, un pour l'ensemble de notre région, un pour les départements français hors de la région méridionale, et enfin un pour l'étranger. Chaque groupement est subdivisé suivant l'âge, le sexe, la profession. Nous avons divisé, en outre, notre région en zones, littorale médiane, montagneuse et essayé de déterminer pour chacune d'elles le nombre de cécités. Enfin, un dernier paragraphe donne la proportion de cécités évitables et inévitables.

La *deuxième partie* traite des causes de la cécité. Elle se divise en *3 chapitres*.

Le *premier chapitre* comprend l'étude de la région méridionale (Hérault, Gard, Ardèche, Lozère, Aveyron, Tarn Aude et Pyrénées-Orientales) au point de vue des *Causes géographiques* et envisage rapidement le climat et l'hygrométrie, les altitudes, les vents et poussières, les races.

Le *deuxième chapitre* comprend l'étude des *causes sociales et professionnelles*. Les habitudes, les mœurs, les professions y sont tour à tour envisagées.

Enfin, dans le *troisième chapitre*, nous nous occupons des *causes morbides* que nous groupons en : 1° Cécités relevant des maladies congénitales ; 2° Cécités relevant d'un état constitutionnel ; 3° Cécités par maladies générales ; 4° Cécités provoquées par maladies des yeux contagieuses ; 5° Cécités dues aux intoxications ; 6° Cécités dues aux vices de réfractions ; 7° Cécités traumatiques.

C'est exclusivement l'étude des causes de la cécité dans notre région que nous avons en vue. Pour avoir des résultats plus exacts, nous avons porté sur les listes tous les diagnostics des observations tels que nous les avons trouvés. Certainement il y a ici des lacunes, car il y en a dans toutes les statistiques même les mieux faites : il est évident que dans une statistique rigoureusement exacte ne devraient pas se trouver des causes comme « atrophie de l'œil » ou « névrite », ce ne sont là, en effet, que des symptômes sans indication de la nature de la maladie qui les a provoqués. Nous devons, en l'espèce, tenir compte des lacunes scientifiques de la médecine et des observations quelquefois défectueuses par l'insuffisance des renseignements.

L'étude des causes géographiques et sociales est l'exposé aussi succinct que possible des connaissances que nous avons sur notre région ; nous avons fait quelques emprunts aux Archives départementales, à l'Histoire du Languedoc et enfin aux ouvrages secondaires qui ont pu nous fournir des renseignements régionaux.

Enfin, dans l'étude des causes morbides nous avons fait des groupements. Nous nous sommes efforcé de montrer les affections oculaires telles que nous les constatons à la clinique ophtalmologique. Naturellement les maladies héréditaires et générales donnent à peu près les mêmes résultats que dans les autres statistiques. Mais les affections qui sont influencées par notre situation topographique ont donné lieu à des constatations intéressantes. Notre climat sec, plutôt chaud, les tendances alcooliques des habitants favorisent l'arthritisme ; nous trouvons ici beaucoup d'arthritiques et nous remarquons que ce sont les arthritiques qui font plus tard du glaucome : cette observation nous permet de tenter un rapprochement entre le glaucome et l'arthritisme.

La création à Montpellier d'une clinique ophtalmologique nous a fait voir la diminution considérable de cécités par maladies des yeux contagieuses et nous permet d'assister dans notre région à la disparition de l'ophtalmie granuleuse.

La myopie étudiée spécialement à Montpellier ne donne pas de résultats très différents de ceux des autres régions.

Enfin, l'étude des traumatismes, dans leurs rapports avec les professions et la répartition géographique, montre que les traumatisés sont surtout des ouvriers, qu'ils nous arrivent, pour les manouvriers de la zone littorale et médiane, et pour les carriers de la zone montagneuse.

L'exposé que nous venons de faire est le schéma des questions que nous avons essayé d'effleurer dans notre travail. Nous n'avons pas fait de bibliographie ayant tenu à produire un travail autant que possible original et personnel. Nous devons pourtant reconnaître que deux livres nous ont certainement suggéré des idés, ce sont : *la Cécité et sa prévention*, du professeur Fuchs, les *Nouveaux Eléments d'Ophtalmologie*, du professeur Truc.

Nous avons, pendant plus de deux années, été l'assistant de notre maître, M. le professeur Truc. Nous avons pu longuement apprécier son remarquable enseignement. Il ne nous a, pendant ce temps ménagé ni ses conseils, ni ses observations; nous nous sommes efforcé d'en profiter dans la mesure de nos forces. Ce travail qu'il nous a inspiré et que nous lui dédions est certainement un bien faible témoignage de notre reconnaissance.

M. le professeur Gilis et M. le professeur-agrégé Vires nous ont toujours témoigné beaucoup de sympathie, nous les en remercions vivement.

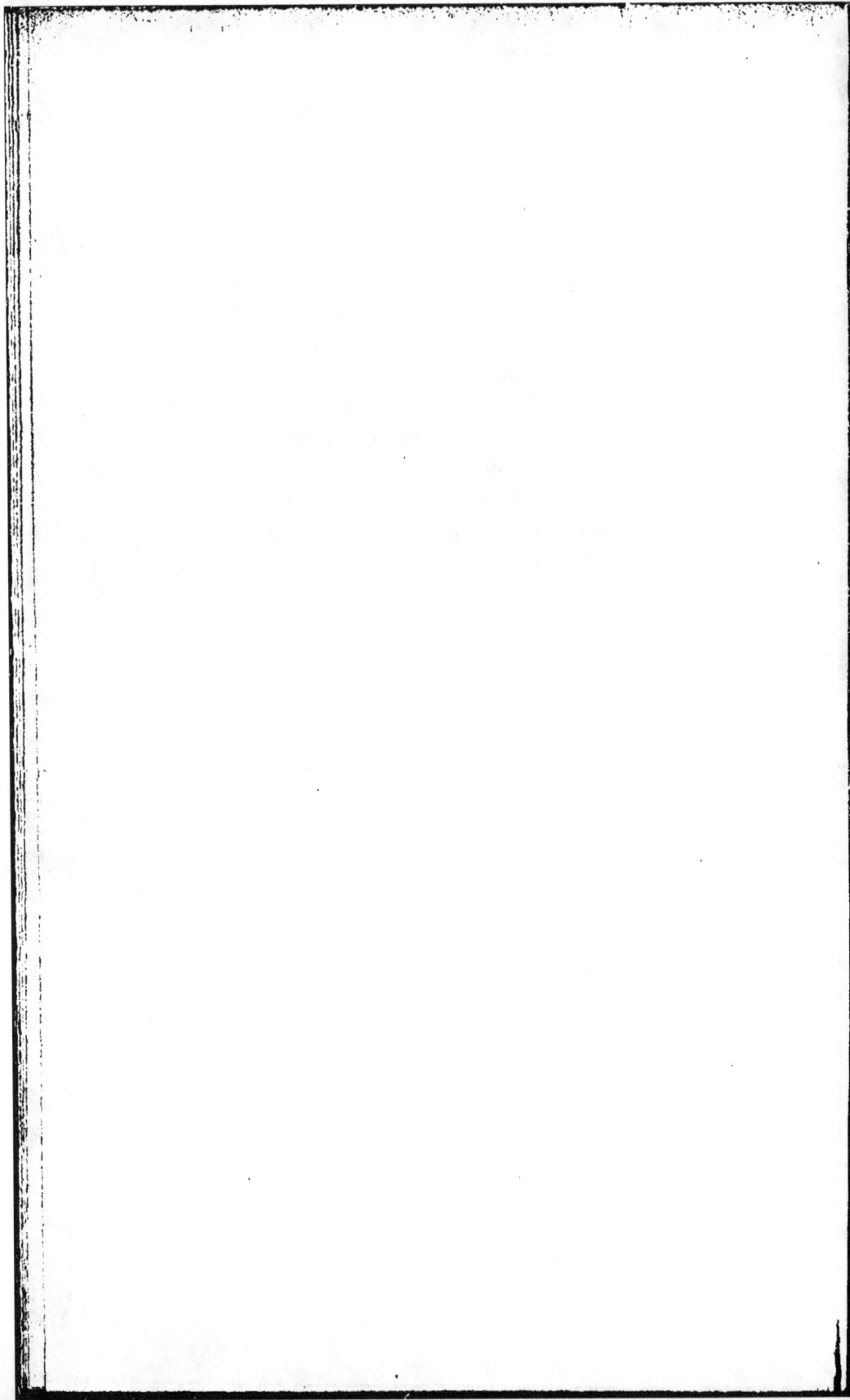

PREMIÈRE PARTIE

STATISTIQUE DE LA CÉCITÉ D'APRÈS LES OBSERVATIONS

RECUEILLIES A LA

CLINIQUE OPHTALMOLOGIQUE DE MONTPELLIER

DE 1886 A 1901

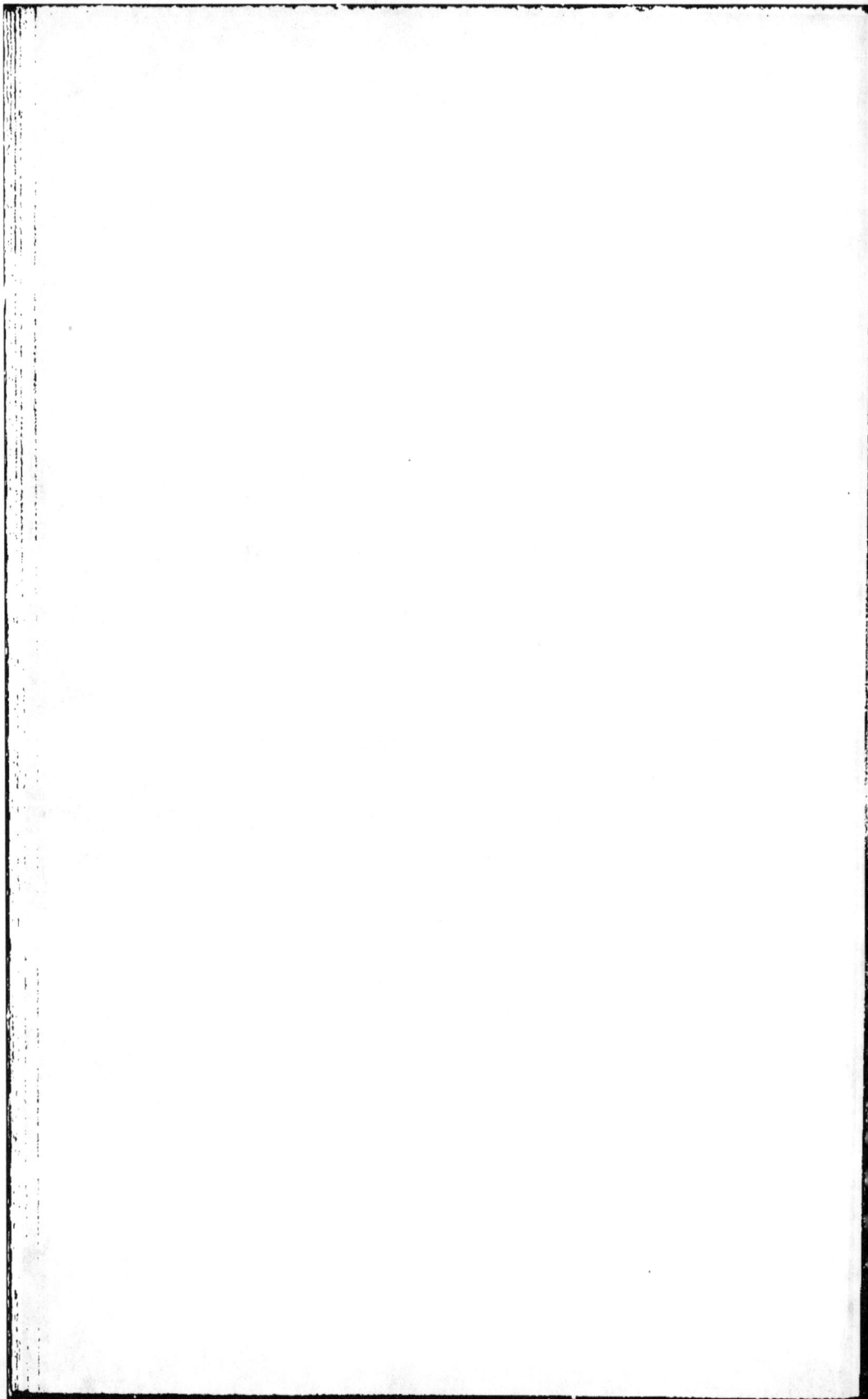

A. — Tableau synoptique de la cécité binoculaire (ODG) portant sur 1756 cas

	NOMBRE DE CAS	TANT POUR MILLE
Glaucome chronique simple	427	255
Atrophie du nerf optique-idiopathique . .	283	161
Myopie	156	88,8
Choroïdite atrophique chorio-rétinite . .	140	79,6
Irido-choroïdite séreuse	98	56
Névrite	62	35,4
Amblyopie.	59	33,6
Leucome simple.	49	28
Traumatisme.	49	28
Atrophie du globe	45	25,6
Leucome adhérent	44	25
Décollement de la rétine	41	23,3
Rétinite pigmentaire	35	19,9
Ophtalmie purulente	27	15,3
Choroïdite exsudative	21	12
Atrophie du nerf optique (tabès) . . .	20	11,4
Atrophie du nerf optique (méningite). . .	20	11,4
Staphylome antérieur	16	9
Hémorragie rétinienne	15	8,5
Syphilis.	14	7,9
Iritis.	12	6,8
Kératite simple	12	6,8
Rétinite albuminurique	10	5,7
Glaucome aigu	8	4,6
Buphtalmie	7	4
Conjonctivite granuleuse.	6	3,4
Conjonctivite strumeuse	6	3,4
Kératite à hypopion	6	3,4
Kératite interstitielle	6	3,4
Sympathie.	5	2,8
Cataracte symptomatique.	5	2,8
Irido-choroïdite purulente	5	2,8
Brûlures	4	2,3
Colobome	4	2,3
Atrophie du nerf optique (syphilis) . . .	4	2,3
Basedow	4	2,3
Insuccès opératoires	3	1,7
Variole	3	1,7
Kératocone	2	1,12
Cataracte congénitale	1	0,56
Microphtalmie	1	0,56
Rougeole	1	0,56
TOTAL.	1756	1000

B. — Tableau synoptique de la cécité monoculaire (OD) droite portant sur 790 cas

	NOMBRE DE CAS	TANT POUR MILLE
Glaucome chronique simple	145	184
Traumatisme	113	143
Irido-choroïdite séreuse	57	72.2
Choroïdite atrophique, chorio-rétinite	57	72.2
Atrophie du nerf optique idiopathique	53	67.1
Leucome simple	27	34.2
Leucome adhérent	25	31.5
Myopie	25	31.5
Staphylome antérieur	24	30.5
Décollement de la rétine	23	29
Atrophie du globe	23	29
Kératite à hypopyon	19	24
Hémorragie rétinienne	19	24
Ophtalmie purulente	18	22.8
Iritis	17	21.5
Kératite simple	14	17.7
Irido-choroïdite purulente	13	16.4
Névrite	13	16.4
Choroïdite exsudative	11	13.9
Amblyopie	9	11.4
Conjonctivite strumeuse	7	8.8
Insuccès opératoires	6	7.6
Syphilis	6	7.6
Cataracte symptomatique	6	7.6
Luxation du cristallin	6	7.6
Brûlures	5	6.3
Glaucome aigu	5	6.3
Sarcome	5	6.3
Conjonctivite granuleuse	4	5.1
Rétinite albuminurique	4	5.1
Embolie artérielle	4	5.1
Gliome	4	5.1
Variole	4	5.1
Rétinite pigmentaire	3	3.8
Atrophie du nerf optique (tabès)	3	3.8
Buphtalmie	3	3.8
Kératite interstitielle	2	2.5
Atrophie du nerf optique (méningite)	2	2.5
Epithéliome	2	2.5
Cataracte congénitale	1	1.3
Ankyloblépharon	1	1.3
Sympathie	1	1.3
Amaurose	1	1.3
TOTAL	750	1000

C. — Tableau synoptique de la cécité monoculaire (OG) gauche portant sur 718 cas

	NOMBRE DE CAS	TANT POUR MILLE
Glaucome chronique simple.	95	132,5
Traumatisme	88	122,6
Atrophie du nerf optique idiopathique . .	67	93,3
Irido-choroïdite séreuse	54	75,2
Choroïdite atrophique, chorio-rétinite . .	40	55,7
Décollement de la rétine	38	53
Atrophie du globe	29	40,4
Leucome simple.	26	36,3
Myopie	25	35
Leucome adhérent	25	35
Staphylome antérieur	23	32
Kératite à hypopyon	23	32
Kératite simple	18	25
Névrite	18	25
Iritis	17	23,6
Irido-choroïdite purulente	14	19,4
Hémorragie rétinienne	14	19,4
Ophtalmie purulente	13	18
Choroïdite exsudative	13	18
Sarcome	10	14
Conjonctivite phlycténulaire et strumeuse . .	9	12,5
Amblyopie	8	11
Conjonctivite granuleuse.	6	8,4
Rétinite pigmentaire	6	8,4
Brûlures	5	7
Kératite interstitielle	4	5,5
Buphtalmie	4	5,5
Insuccès opératoires	3	4,2
Kératocône	3	4,2
Cataracte symptomatique.	3	4,2
Variole	3	4,2
Syphilis	3	4,2
Glaucome aigu	2	2,7
Luxation du cristallin	1	1,4
Ramollissement du vitré	1	1,4
Rétinite albuminurique	1	1,4
Embolie artérielle	1	1,4
Atrophie du nerf optique (tabès)	1	1,4
Atrophie du nerf optique (méningite). . .	1	1,4
Amaurose	1	1,4
Epithéliome	1	1,4
Gliome	1	1,4
TOTAL	718	1000

D. — Relevé général de la cécité portant sur 3264 cas

	NOMBRE DE CAS	TANT POUR MILLE
Glaucome chronique simple.	687	210.5
Atrophie du nerf optique idiopathique . .	403	123.6
Traumatisme	250	76.6
Choroïdite atrophique chorio-rétinite. .	237	72.6
Irido-choroïdite séreuse	209	64.1
Myopie	206	63.1
Leucome simple.	102	31.2
Décollement de la rétine	102	31.3
Atrophie du globe	97	29.7
Leucome adhérent	94	28.8
Névrite.	93	28.8
Amblyopie.	76	23
Staphylome antérieur	63	19.3
Ophtalmie purulente	58	17.8
Hémorragie rétinienne	48	14.8
Ulcère à hypopyon	48	14.8
Iritis.	46	14.1
Choroïdite exsudative	45	13.8
Kératite simple	44	13.5
Rétinite pigmentaire	44	13.5
Irido-choroïdite purulente	32	9.7
Atrophie du nerf optique (tabès) . . .	24	7.4
Atrophie du nerf optique (méningite) . .	23	7
Syphilis.	23	7
Conjonctivite strumeuse	22	6.7
Conjonctivite granuleuse.	16	4.8
Glaucome aigu	15	4.6
Rétinite albuminurique	15	4.6
Sarcome	15	4.6
Brûlures	14	4.3
Cataracte symptomatique.	14	4.3
Buphtalmie	14	4.3
Insuccès opératoires	12	3.7
Kératite interstitielle	12	3.7
Variole	10	3.1
Luxation du cristallin	7	2.1
Sympathie.	6	1.8
Kératocone	5	1.5
Embolie artérielle	5	1.5
Gliome	5	1.5
Colobome	4	1.2
Atrophie du nerf optique (syphilitique) . .	4	1.2
Basedow	4	1.2
Epitheliome	3	0.9
Amaurose	2	0.6
Cataracte congénitale	2	0.6
Ankyloblépharon	1	0.3
Ramollissement du vitré	1	0.3
Microphtalmie	1	0.3
Rougeole	1	0.3
TOTAL	3264	1000

Cas de cécité observés pour le seul Département de l'Hérault, à la clinique ophtalmologique de Montpellier, de 1886 à 1900, inclus.

Hommes. . . . . $\left\{\begin{array}{l} \text{Enfants . . .} \quad 8\ \% \\ \text{Adultes . . .} \quad 55\ \% \\ \text{Vieillards . .} \quad 37\ \% \end{array}\right\}$ nombre 1147 64 %

Femmes . . . . . $\left\{\begin{array}{l} \text{Enfants . . .} \quad 9\ \% \\ \text{Adultes . . .} \quad 60\ \% \\ \text{Vieillards . .} \quad 31\ \% \end{array}\right\}$ nombre 645 36 %

Hommes. . . . . $\left\{\begin{array}{l} \text{O D G} \\ \text{O D} \\ \text{O G} \end{array}\right.$

	nombre	410	36 %
	»	381	33 %
	»	356	31 %

ainsi décomposés par professions :
Bureaux et écoles, 9 % ; Cultivateurs, 30 % ; Ouvriers, 31 % ;
Mineurs et Carriers, 4 % ; Sans profession, 26 %.

Femmes . . . . . $\left\{\begin{array}{l} \text{O D G} \\ \text{O D} \\ \text{O G} \end{array}\right.$

	nombre	233	36 %
	»	215	33 %
	»	197	31 %

ainsi décomposé, par professions :
Bureaux et écoles, 3 1/2 ; Couturières, 6 1/2 ; Ouvrières, 12 1/2 ;
Ménagères, 27 1/2 ; Sans profession, 50 %

Causes ensemble $\left\{\begin{array}{l} \text{Evitables . . . . . .} \\ \text{Inévitables . . . . .} \end{array}\right.$

	nombre	654	36 1/2 %
	»	1138	63 1/2 %

Zones
Hommes et Femmes
ensemble $\left\{\begin{array}{l} \text{littorale . . . . .} \\ \text{médiane} \\ \text{montagneuse.} \end{array}\right.$

	nombre	303	17 %
	»	1422	79 %
	»	67	4 %

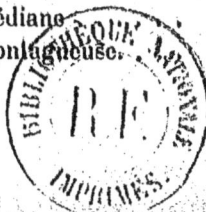

Cas de cécité observés pour la région formée par les 8 Départements (y compris l'Hérault), à la clinique ophtalmologique de Montpellier, de 1886 à 1900, inclus.

Hommes.	Enfants .	7 1/2 %	nombre 1402	65 %
	Adultes .	57 %		
	Vieillards.	35 1/2 %		
Femmes	Enfants .	9 1/2 %	nombre 756	35 %
	Adultes .	61 %		
	Vieillards.	29 1/2 %		
Hommes.	O D G		nombre	507	36 %
	O D		»	463	33 %
	O G		»	432	31 %

ainsi décomposés, par professions :
Bureaux et écoles, 9.70 % ; Cultivateurs, 29 1/2 % ; Ouvriers, 30 % ;
Mineurs et carriers, 3.8 % ; Sans profession, 27 %.

Femmes	O D G	nombre	275	36 %
	O D	»	251	33 %
	O G	»	230	31 %

ainsi décomposés par profession :
Bureaux et écoles, 3 1/2 ; Couturières, 5 1/2 ; Ouvrières, 11 %;
Ménagères; 27 % ; Sans profession, 53 %.

Causes ensemble	Évitables	nombre	762	35 %
	Inévitables	»	1396	65 %
Zones *Hommes et femmes* *ensemble*	littorale	nombre	348	16 %
	médiane	»	1594	74 %
	montagneuse. . . .	»	216	10 %

Cas de cécité observés, pour les départements (Hors région) à la clinique ophtalmologique de Montpellier, de 1886 à 1900 inclus.

$$
\text{Hommes.} \dots \left\{ \begin{array}{l} \text{Enfants} \dots\ 6\ ^o/_o \\ \text{Adultes} \dots\ 65\ ^o/_o \\ \text{Vieillards} \dots\ 29\ ^o/_o \end{array} \right\} \text{ nombre } 151 \quad 73\ ^o/_o
$$

$$
\text{Femmes} \dots \left\{ \begin{array}{l} \text{Enfants} \dots\ 9\ ^o/_o \\ \text{Adultes} \dots\ 66\ ^o/_o \\ \text{Vieillards} \dots\ 25\ ^o/_o \end{array} \right\} \text{ nombre } 56 \quad 27\ ^o/_o
$$

$$
\text{Hommes.} \dots \left\{ \begin{array}{lll} \text{O D G} & \text{nombre} & 63 \quad 42\ ^o/_o \\ \text{O D} & » & 51 \quad 34\ ^o/_o \\ \text{O G} & » & 37 \quad 24\ ^o/_o \end{array} \right.
$$

ainsi décomposés par professions:
Bureaux et écoles, 10 °/₀ ; Cultivateurs, 23 °/₀ ; Ouvriers, 31 °/₀.
Mineurs et carriers, 3 °/₀ ; Sans profession, 33 °/₀.

$$
\text{Femmes} \dots \left\{ \begin{array}{lll} \text{O D G} & \text{nombre} & 27 \quad 48\ ^o/_o \\ \text{O D} & » & 19 \quad 34\ ^o/_o \\ \text{O G} & » & 10 \quad 18\ ^o/_o \end{array} \right.
$$

ainsi décomposés par professions :
Bureaux et écoles, 3,60 °/₀ ; Couturières, 1,80 °/₀ ; Ouvrières, 3,60 °/₀ ;
ménagères, 14,30 °/₀ ; sans profession, 76,70 °/₀.

$$
\text{Causes} \dots \left\{ \begin{array}{lll} \text{Évitables} \dots & 57 & 25\ 1/2\ / \\ \text{Inévitables} \dots & 150 & 74\ 1/2\ ^o/_o \end{array} \right.
$$

Cas de cécité observés pour l'Algérie à la Clinique ophtalmologique de Montpellier, de 1886 à 1900, inclus

Hommes. . . . . $\left\{\begin{array}{l}\text{Enfants . . .} \quad 0\ \%\\ \text{Adultes . . .} \quad 78\ \%\\ \text{Vieillards . .} \quad 22\ \%\end{array}\right\}$ nombre 9   64 %

Femmes . . . . . $\left\{\begin{array}{l}\text{Enfants . . .} \quad »\\ \text{Adultes . . .} \quad 100\ \%\\ \text{Vieillards . .} \quad »\end{array}\right\}$ nombre 5   36 %

Hommes. . . . . $\left\{\begin{array}{l}\text{O D G} \quad\quad\quad \text{nombre} \quad 2 \quad 22\ \%\\ \text{O D} \quad\quad\quad\quad\quad »\quad\quad 2 \quad 22\ \%\\ \text{O G} \quad\quad\quad\quad\quad »\quad\quad 5 \quad 56\ \%\end{array}\right.$

Ainsi décomposés par professions :

Bureaux et écoles 33 % ; Cultivateurs 17 % ; Ouvriers 50 % ;
Mineurs et carriers » ; S P »

Femmes . . . . . $\left\{\begin{array}{l}\text{O D G} \quad\quad\quad \text{nombre} \quad 1 \quad 20\ \%\\ \text{O D} \quad\quad\quad\quad\quad »\quad\quad 4 \quad 80\ \%\\ \text{O G} \quad\quad\quad\quad\quad »\quad\quad » \quad\quad »\end{array}\right.$

Ainsi décomposés par profession :

Bureaux et écoles » ; Couturières » ; Ouvrières 67 % ;
Ménagères 33 % ; Sans profession » ;

Causes ensemble. $\left\{\begin{array}{l}\text{Évitables} \quad\quad \text{nombre} \quad 5 \quad 35\ 1/2\ \%\\ \text{Inévitables} \quad\quad\quad »\quad\quad 9 \quad 64\ 1/2\ \%\end{array}\right.$

**Cas de cécité observés pour l'étranger à la clinique ophtalmo-
logique de Montpellier, de 1886 à 1900, inclus**

Hommes. . . . . $\left\{\begin{array}{l}\text{Enfants . . .} \quad \text{»} \\ \text{Adultes . . . 100 °/}_\circ \\ \text{Vieillards . .} \quad \text{»}\end{array}\right\}$ nombre   6   86 °/₀

Femmes . . . . . $\left\{\begin{array}{l}\text{Enfants . . .} \quad \text{»} \\ \text{Adultes . . . 100 °/}_\circ \\ \text{Vieillards . .} \quad \text{»}\end{array}\right\}$ nombre   1   14 °/₀

Hommes . . . . . $\left\{\begin{array}{l}\text{O D G} \\ \text{O D} \\ \text{O G}\end{array}\right.$ nombre   2   34 °/₀
                             »   »   »
                             »   4   66 °/₀

Ainsi décomposés par professions :

Bureaux et écoles 17 °/₀ ; Cultivateurs » ; Ouvriers 50 °/₀ ;
Mineurs et carriers » ; S P 33 °/₀

Femmes . . . . . $\left\{\begin{array}{l}\text{O D G} \\ \text{O D} \\ \text{O G}\end{array}\right.$ »   »   »
                            nombre   1   100 °/₀
                            »   »   »

S'appliquant à une femme sans profession

Causes ensemble. $\left\{\begin{array}{l}\text{Evitables} \\ \text{Inévitables}\end{array}\right.$ nombre   3   43 °/₀
                                      »   4   57 °/₀

Statistique concernant les zones

Des chiffres établis par notre statistique, il résulte, pour les huit départements de la région, que les cas de cécité observés sont répartis comme suit, par zone, *proportionnellement à leur population* :

Pour la zone littorale, population, 103,500 h. 65 %
» » médiane, » 951,500 h. 32 1/2 %
» » montagneuse » 1,570,000 h. 2 1/2 %

Le 65 % s'appliquant à la zone littorale, s'explique par l'importante population des villes qui la composent. (*Aigues-Mortes, Mèze, Cette, Agde, etc.*) et par sa proximité de Montpellier.

La zone médiane est moyennement partagée.

Le 2 1/2 pour % de la zone montagneuse s'explique aussi par l'éloignement de cette zone de Montpellier et par la rareté des voies à communications rapides.

Depuis peu d'années, en effet, les départements de l'Aveyron, de la Lozère et du Tarn, qui forment presque en entier la zone montagneuse, pour une population de 855,000 habitants, ont, chacun, une ligne ferrée unique, à trajet à peu près direct sur Montpellier : (Neussargues-Béziers, Tournemire-le Vigan et Castres-Bédarieux-Montpellier).

DEUXIÈME PARTIE

1° CAUSES GÉOGRAPHIQUES
2° CAUSES SOCIALES ET PROFESSIONNELLES
3° CAUSES MORBIDES

DEUXIÈME PARTIE

La seconde partie de notre travail comprend l'étude des causes géographiques, professionnelles et morbides.

La situation topographique de notre région, son climat, sa race, l'altitude, l'état hygrométrique et atmosphérique ont une influence certaine sur les diverses variétés d'affections oculaires. Nous ferons un bref exposé de ces notions géographique, et nous montrerons dans la suite les rapports qu'elles ont avec les diverses affections.

Les mœurs, les habitudes et les professions ont leur répercussion sur les diverses maladies en général, et sur les maladies oculaires dans le cas particulier.

Enfin dans un dernier-paragraphe, nous considérons les causes morbides. Ce sont les diverses maladies oculaires, que nous avons rassemblées par groupes, suivant leur nature ou leur affinité.

CHAPITRE PREMIER

CAUSES GÉOGRAPHIQUES

L'étude de la région méridionale au point de vue des causes géographiques qui peuvent avoir une influence sur l'apparition des diverses affections ophtalmiques, doit envisager plusieurs points. Cette région comprend le département de l'Hérault et les départements limitrophes : Gard, Ardèche, Lozère, Aveyron, Tarn, Aude et Pyrénées-Orientales. Ce ne sont pas là les seuls départements qui fournissent des malades à la Clinique ophtalmologique de Montpellier, mais c'est de ces départements qu'ils viennent en plus grand nombre. Aussi, bien que artificielle, cette division nous permet-elle de nous faire une idée exacte des causes de la cécité dans la région de Montpellier. L'affluence des malades à la clinique ophtalmologique va en décroissant à mesure que l'on s'éloigne de Montpellier et la diminution est d'autant plus rapide que les voies de communication sont moins nombreuses.

Nous envisagerons l'étude des causes géographiques aux points de vue du climat, de l'hygrométrie, de l'altitude, des vents et des poussières de la race.

CLIMAT ET HYGROMÉTRIE. — Le climat et l'hygrométrie ont une influence certaine sur la répartition des maladies

oculaires. Un climat chaud et humide favorise le trachome
et l'ophtalmie phlycténulaire ; un climat sec et chaud
prédispose à l'artério-sclérose et au glaucome. Notre région, par ses différentes zones, a dans sa partie basse un
climat maritime, dans sa zone médiane, le climat est tempéré, et dans sa zone montagneuse très froid en hiver et
frais en été. Le climat du département de l'Hérault est
plutôt chaud que tempéré ; la quantité d'eau qui tombe
sur la partie littorale est relativement faible, 740 mm. à
Montpellier, par an ; moyenne dans la zone médiane,
910 mm. et assez importante dans la partie montagneuse
130 centimètres. Le climat du Gard est chaud, variable,
brusque. Celui de l'Ardèche est chaud dans la vallée du
Rhône où souffle à différentes époques de l'année le vent
impétueux et brûlant du mistral, et très âpre dans la mon-
tagne où l'hiver dure plus de six mois. La pluie tombe
assez abondante, mais devient très rare aux mois chauds.
Celui de la Lozère est très âpre ; hiver rigoureux, sauf
sur le versant occidental des Cévennes ; l'automne et le
printemps sont pluvieux et la chaleur rarement forte en
été. L'Aveyron et le Tarn jouissent d'un climat fort sain
et tempéré. En hiver, la température y devient basse, la
pluie et la neige sont abondantes. L'Aude et les Pyrénées-Orientales ont un climat tempéré. Il est chaud et
sec dans l'arrondissement de Narbonne, pluvieux dans les
trois autres arrondissements de l'Aude. Il est magnifique
dans les Pyrénées-Orientales ; le froid y est à peine sensible et la neige à peu près inconnue. Nous ne parlons
pas, bien entendu, des pics élevés du département où la
neige est éternelle.

ALTITUDE. — Au point de vue topographique, le département de l'Hérault peut se diviser en trois zones bien

distinctes : La partie basse est peu accidentée, longeant le littoral ; la partie médiane à altitude moyenne, de 120 à 130 mètres ; et la partie montagneuse où l'on trouve des chaînes de montagnes se ramifiant aux Cévennes et au plateau du Larzac. Leur altitude moyenne est de 900 à 1000 mètres. Le département du Gard est maritime au sud et très élevé à l'ouest, où il est traversé par le faîte des Garrigues qui se rattachent aux Cévennes. L'Ardèche est très montagneux ; il occupe le faîte des monts du Vivarais et leur versant vers le Rhône. Les plateaux de la Lozère ont de 700 à 1000 mètres d'altitude. Le Tarn et l'Aveyron sont aussi très montagneux, coupés de plateaux élevés. L'Aude et les Pyrénées-Orientales sont, au contraire des départements maritimes, à côtes assez développées, mais sans port très important. Les côtes forment surtout dans l'Aude, une suite de lagune et d'étangs communiquant avec la mer. L'altitude s'élève cependant assez quand on s'avance dans les terres.

VENTS ET POUSSIÈRES. — Les vents qui règnent en général dans notre région, sont les vents du nord, nord ouest et le vent du sud-est (grec), ce dernier chargé toujours d'humidité et soufflant quelquefois en tempête, dans la partie montagneuse. Le vent du nord-ouest est si violent à l'époque des équinoxes, sur tout le golfe de Lyon, que les Romains avaient édifié à Narbonne, un temple à Circius, « le terrible vent qui régnait sur la côte » (2). C'est le mistral de la vallée du Rhône, le Magistraoü d'Agde, le Cers de Narbonne. Il soulève, dans la région méditerranéenne, entre le delta du Rhône et Cerbère, notamment

---

(2) C. Lenthéric : Villes mortes du Golfe du Lion.

sur les routes, des tourbillons de poussières si violents, que les chaussées d'empierrement en sont effectivement dégradées. Cette poussière, presque constante, est certainement la cause de beaucoup d'affections oculaires. Ces grands vents ne règnent pas dans l'Aveyron et le Tarn et sont au contraire impétueux et âpres dans l'Ardèche.

RACES. — En ce qui concerne la race de la région qui nous occupe, nous pouvons dire que, si l'on fait quelques exceptions pour une partie du Gard où la domination romaine se fit particulièrement sentir ; pour l'Ardèche et une zone de la Lozère, où les guerres de religion amenèrent dans les montagnes du Vivarais une grande partie de la population qui avait accepté la Réforme ; pour le nord-ouest de l'Aveyron (et plus particulièrement de nos jours) où une population cosmopolite travaille dans les grands centres houillers et enfin pour les Pyrénées-Orientales, où le long contact du Roussillon avec l'Espagne a dû jeter nécessairement une teinte espagnole sur les mœurs de ce département, nous pouvons considérer comme homogène cette population qui occupe dans les huit départements de cette région une superficie totale de 47.675 kil. carrés et qui compte environ 2.625.000 habitants.

Le territoire actuel du département de l'Hérault et une grande partie des départements limitrophes furent habités dans les premiers âges de l'époque historique par les Ibères et les Basques. Les Ibères furent chassés par les Ligures, alors que les Phéniciens, séduits par la beauté de la côte méditerranéenne, creusaient des ports importants ouverts au commerce et à l'industrie.

Les Romains se substituèrent aux Volces Tectosages et s'emparèrent des villes qu'ils avaient fondées. Ils créèrent des routes et développèrent le commerce. Après eux s'établirent dans cette partie de la Gaule, les Wisigoths, vers l'an 412. Puis successivement les Francs, les Austrasiens, les Sarrasins. Enfin les Comtes de Toulouse soumirent une grande partie de ce pays à leur domination. Jacques III d'Aragon, en 1347, vendit Montpellier à Philippe de Valois, roi de France (1).

---

(1) Archives départementales de l'Hérault.

CHAPITRE II

CAUSES SOCIALES ET PROFESSIONNELLES

Les habitudes, les mœurs et les professions ont une grande importance dans l'apparition et l'évolution des différentes maladies. D'autre part, la chaleur de notre pays, jointe aux habitudes alcooliques des habitants, favorise la congestion céphalique, l'artério-sclérose et le glaucome.

Les professions ont une influence considérable. La cataracte, nous la rencontrons chez les agriculteurs qui sont constamment exposés au soleil ou à son incommode réverbération. Les accidents de toute sorte nous viennent de chez les ouvriers habitant les centres industriels. Les traumatismes sont surtout l'apanage des mineurs et des carriers.

Nous allons étudier les professions et les habitudes des habitants de notre région. Nous trouvons ici une variété très grande due à la situation géographique, très différente dans les diverses parties de notre région. Le degré d'éducation se fait chez nous particulièrement sentir. La propreté et la nourriture ont une répercussion incontestable sur l'ophtalmie granuleuse et la conjonctivite phlycténulaire. Enfin, la situation des villes, leurs différents aménagements, nous permettront, dans la suite, de faire des constatations intéressantes. Pour le moment, nous ferons un simple exposé des causes sociales et professionnelles. Dans notre exposé des causes nosologiques, nous ferons les rapprochements nécessaires.

L'Hérault est, de toute notre région, le département où les professions sont le plus variées. Les habitants de notre département sont actifs et industrieux. Une partie de la population du littoral vit de la pêche, du roulage, de l'industrie du sel (Salins du Midi), de la fabrication de la grande futaille et des fûts pour le transport des vins (Cette, Mèze). Dans la partie médiane, nous devons signaler les travaux importants de la viticulture, qui occupent la majeure partie des habitants de notre département. Nous trouvons aussi, mais en proportion beaucoup moins grande, la distillerie, les tuileries, les fabriques de vert-de-gris, les produits chimiques, les manufactures de drap, etc. Dans la partie montagneuse, on trouve des carrières de marbre en exploitation et quelques houillères d'une certaine importance; l'élève des bêtes à laine y est considérable; on y exploite aussi quelques bois pour l'industrie du charronnage. Retenons en passant ces grandes divisions dans les professions, et nous verrons les rapprochements que nous pourrons faire en temps opportun. La variété des professions de la partie littoral nous amènera des cécités de causes très variées; l'uniformité de la culture de la vigne dans la région médiane coïncide avec l'uniformité de la cécité, due en grande partie au glaucome; et enfin, les pays montagneux, où les mines et les carrières dominent, nous donnent l'immense majorité des aveugles par traumatisme.

La population de l'Ardèche, comme celle du nord du département du Gard, est laborieuse. Elle s'occupe de travaux agricoles et de l'élève importante des vers-à-soie et des moutons. Dans l'industrie, la production de la soie, les importantes fabriques de chaux et de ciments (Aubenas, le Teil), les tanneries, la teinture, la ganterie et enfin, les mines de fer et les hauts-fourneaux (la Voulte) occupent une grande partie de la population.

La population de la Lozère est agricole; celle de l'Aveyron est agricole, très laborieuse, robuste et dure à la fatigue. Les forges et les hauts-fourneaux, les houillères inépuisables de ce dernier département (Aubin, Decazeville) comptent parmi les plus importantes de la France. Le Tarn est aussi agricole dans sa partie médiane ; dans le nord, les forges métallurgiques, les aciers, les mines de fer et de houille (Carmaux) occupent des milliers d'ouvriers.

L'Aude et les Pyrénées-Orientales ont des occupations se rapprochant assez de celles de l'Hérault; ce sont surtout des départements viticoles où l'industrie, sans être inconnue, n'est pas cependant très florissante.

Toute cette population travailleuse, active, industrielle ne se préoccupe guère de soins hygiéniques, qui sont à peu près nuls, notamment dans les campagnes.

Certainement, la population, surtout dans l'Hérault, a une aisance de fortune assez grande, mais l'instruction et l'éducation ne sont pas du tout en rapport avec cette situation.

L'hygiène corporelle est très négligée et l'hygiène de l'habitation très défectueuse. Aussi, n'étaient la salubrité de notre air le temps en général sec qui domine dans notre pays, les maladies, quoique déjà assez fréquentes, seraient certainement beaucoup plus nombreuses. On doit cependant reconnaître que, grâce à l'instruction qui tend de plus en plus à se disséminer, le peuple commence à mieux comprendre son intérêt.

Nous verrons, à l'étude des causes nosologiques, quelle influence considérable ont les conditions sociales sur les maladies des yeux : le degré d'éducation d'un peuple nous montre la diminution de cécité ; notre département ne fait pas exception à cette loi, car, si nous voyons de jour en jour augmenter le nombre des malades, c'est que l'éducation va en croissant, mais on remarque, d'autre part, la diminution progressive des cécités. La propreté et la nourriture ont fait voir leur influence sur la diminution de l'ophtalmie granuleuse et la conjonctivite phlycténulaire ; l'habitation, en se modifiant et se construisant d'après les règles de l'hygiène, nous fait assister à la disparition partielle de la scrofule, etc.

Cette négligence, dans l'hygiène et les habitudes est surtout frappante dans les villages et à la campagne. Nous en exceptons en partie les villes et les gros bourgs ; de même, les centres industriels où les Compagnies et les chefs d'usine ont appelé des médecins en nombre suffisant, sinon pour donner tous les soins que comporte une hygiène rationnelle, du moins pour les conseiller.

RÉSUMÉ

Nous avons donné une vue d'ensemble de notre région. Nous avons rapidement étudié le climat, l'altitude, l'état hygrométrique, les vents et les habitudes, c'est-à-dire la façon de vivre des habitants.

Nous avons trouvé dans cette région, l'activité qui peut être aussi grande dans les autres régions de notre pays, mais qui ne saurait s'appliquer, certes, à des travaux plus variés.

Nous trouvons, en effet :

Zone littorale. — Dans la zone littorale, partie comprise entre la côte, d'un développement de 220 kilomètres, et une ligne passant parrallèlement dans les terres à 6 et 7 kilomètres, zone coupée de lagunes et d'étangs, très venteuse, à climat sec et chaud, à pluies rares et tombant par trombes, d'une superficie de 1,430 kilomètres carrés (1) une population de 103.500 habitants, composée de sauniers, pêcheurs, tonneliers, ouvriers des ports, rouliers, cultivateurs.

Zone médiane. — Dans la zone médiane, bassin du Rhône, pour les huit départements, partie comprise entre la zone littorale et une ligne passant par le cap Cerbère, Carcassonne, Castelnaudary, Saint-Pons, Bédarieux, Alais, Privas, Tournon, d'une superficie de 12.500 kilomètres carrés, d'une altitude moyenne de 100 à 150 mètres (2), à climat tempéré, venteux et moyennement humide, une population de 951.500 habitants, composée de viticulteurs, ouvriers des champs, ouvriers d'usines, éleveurs de bétail, carriers, rouliers.

Et, enfin :

Zone montagneuse. — Dans la zone restante, que nous appelerons la zone montagneuse, presque en entier sur le versant de l'Océan, d'une superficie de 33.745 kilomètres carrés, d'une altitude moyenne de 350 à 400 mètres (3), à climat froid et pluvieux, une population de 1.570.000 habitants, composée d'ouvriers des champs, éleveurs de bétail, ouvriers d'usines, carriers et mineurs.

---

(1) L'altitude de cette zone est insignifiante.
(2) Altitude moyenne de la région habitée.
(3) Altitude moyenne de la région habitée.

Afin de saisir dans son ensemble l'importance des trois zones, comme *population* et *superficie,* nous établirons le tableau suivant :

POPULATION

La population de la zone littorale étant représentée par 1

| — | — | médiane | sera | 9 |
| — | — | montagneuse | — | 15 |

SUPERFICIE

La superficie de la zone littorale étant représentée par 1

| — | — | médiane | sera | 9 |
| — | — | montagneuse | — | 24 |

Il est inutile d'ajouter que nous n'avons pas eu la prétention d'établir l'ethnograhie complète de cette région (nous étions sans compétence, d'ailleurs, pour le faire), mais le peu de matériaux recueillis nous suffiront largement pour les renseignements nosologiques que nous nous sommes proposé de fournir sur la région, objet de nos observations.

CHAPITRE III

CAUSES MORBIDES

I

CÉCITÉS RELEVANT DES MALADIES CONGÉNITALES

Nous devons faire une distinction entre les maladies congénitales et les maladies héréditaires. Les maladies congénitales sont celles que nous apportons en naissant ; les maladies héréditaires sont celles qui nous viennent de nos ancêtres , soit au moment de la naissance, soit à une époque plus tardive.

Une maladie congénitale peut être héréditaire, mais une maladie héréditaire n'est pas forcément congénitale.

Nous devons, d'ailleurs, dans notre exposé des maladies congénitales et héréditaires, ne pas être trop systématique. Certainement l'hérédité et la congénitalité existaient, nous en avons des exemples frappants, mais il est beaucoup d'affections dites héréditaires, dont on chercherait parfois, vainement, le germe chez les parents ; d'autre part, certaines maladies dites congénitales n'existent pas à la naissance ou du moins nous ne pouvons en découvrir la moindre trace : on dit alors que le sujet a une prédisposition congénitale à contracter la maladie.

Ces notions d'hérédité et de congénitalité sont très

obscures; ce ne serait que grâce aux lumières de l'embryo-
génie que l'on pourrait les élucider un peu; nous en
déclinons, d'ailleurs, toute compétence.

Des maladies rentrant dans cette classe, c'est la *rétinite
pigmentaire* qui nous fournit le plus grand nombre de
cécités. Nous relevons 35 cas de cécité binoculaire, 3 cas
de cécité monoculaire droite et 6 cas de cécité monoculaire gauche, en tout 44 cas.

La rétinite pigmentaire est donc, en général, bilatérale ;
les cas de monolatéralité sont rares, et nous pouvons
même nous demander si, dans ce cas, nous avons réellement affaire à la rétinite pigmentaire typique. Certaines
affections comme la choroïdite de Forster, par la pigmenta-
tion, l'héméralopie, le rétrécissement concentrique du
champ visuel, se rapprochent beaucoup de la rétinite
pigmentaire, et sont souvent confondues avec elle sous la
même dénomination.

La cause de cette affection est difficile à élucider ;
la syphilis, l'hérédité, la consanguinité ont été tour à tour
et avec juste raison, incriminées.

Nombreux auteurs ont fait des statistiques et ont trouvé
que la consanguinité coexistait avec la rétinite pigmen-
taire, dans 25 à 38 0|0 des cas. D'autre part, les mariages
consanguins ont eu lieu en France, d'après Boudin, de
1861 à 1874 dans la proportion de 1, 2 0|0. Toutes pro-
portions gardées, si la consanguinité n'avait rien à voir
dans la rétinite pigmentaire, il faudrait, dans l'étiologie
de cette affection, ne relever qu'une fois des mariages
consanguins sur 100 rétinites pigmentaires et nous trouvons, au contraire, dans ce cas, 30 mariages consanguins
pour 100 affections.

Certainement, la consanguinité doit entrer en jeu, et
dans une même famille nous avons pu trouver un enfant

atteint de rétinite pigmentaire, un autre de surdi-mutité, laquelle encore est sous la dépendance de la consanguinité ; et dans cette famille la consanguinité était incontestable.

Nous avons eu l'occasion de voir, il y a peu de temps, un malade atteint de rétinite pigmentaire, dont la mère et une nièce de 3 ans, avaient la même affection dans ce cas, il y avait hérédité directe et collatérale ; une autre malade, atteinte de rétinite pigmentaire, avait une tante atteinte de la même affection. Il est donc incontestable que l'hérédité joue un rôle dans la transmission de cette affection.

La prophylaxie, dans ce cas, n'est pas médicale mais plutôt législative. Il est certain que si la consanguinité a une influence incontestable, on devrait, autant que possible, éviter les mariages consanguins. La Russie et la Suisse défendent les mariages entre parents jusqu'au 7me degré. L'Angleterre, la France, l'Italie, la Hollande, la Roumanie, les interdisent à moins de dispense entre les parents de 3me degré, mais ils sont permis au 4me.

Assurément ces mesures sont bonnes mais ne sont pas toujours absolument applicables, et il est difficile de faire une prophylaxie rigoureuse d'une affection dont nous connaissons la cause probable, mais non absolue.

La *buphtalmie* nous fournit en tout 14 cas de cécité dont 7 cécités binoculaires, 3 cécités monoculaires droites et 4 cécités monoculaires gauches. Seule, la buphtalmie bilatérale doit être rigoureusement considérée comme congénitale ; la buphtalmie monolatérale est ordinairement acquise ; on peut, dans tous les cas, en ramener la cause au glaucome infantile. Peut-être le rachitisme n'est-il pas étranger à l'apparition de cette affection, car le traitement par le glycérophosphate de chaux à l'intérieur, combiné à la cure d'escrime, semble donner des résultats assez satisfaisants.

Nous relevons 5 cas de *kératocone* ayant produit la cécité, dont 2 cas de cécité binoculaire. C'est un staphylome transparent de la cornée. L'astigmie irrégulière et la myopie considérable qu'il entraîne établissent son rôle dans la production de la cécité. Il est souvent congénital, se développe dans la jeunesse, l'adolescence et s'accentue graduellement sans cause connue.

Le *colobome* est une affection rare, au moins en tant que cause de cécité, puisque nous ne relevons que 4 cas de cécité binoculaire. C'est un vice de développement dû à l'absence de soudure de la fissure choroïdale. Le colobome peut intéresser toutes les parties constituantes de l'œil. Le colobome de l'iris ressemble à une iridectomie et n'amène pas à lui tout seul la cécité. L'œil est surtout aveugle lorsque le colobome intéresse, en même temps que l'iris, le cristallin, le corps vitré et surtout la choroïde. On constate bien ces vices de développement, mais on ne peut les prévoir, et contre eux toute thérapeutique reste infructueuse.

La *cataracte congénitale* nous donne deux cas de cécité, un cas binoculaire, un cas monoculaire droit. On attribue ces cataractes à l'inflammation ou à un arrêt de développement. On observe ces cataractes congénitales avec concomittance de colobomes, microphtalmie, persistance de l'artère hyaloïdienne. L'hérédité est manifeste dans un certain nombre de cas. Dans quelques cas de cataracte polaire, l'opacité du cristallin a été primitivement produite par adhérence inflammatoire de la cristalloïde antérieure avec la face postérieure de la cornée.

Nous ne relevons qu'un cas de cécité binoculaire par *microphtalmie*. La pathogénie de la microphtalmie est

très discutable. Il s'agirait d'un arrêt total ou partiel et
colobomateux de l'œil, ou bien d'une atrophie post-inflam-
matoire. L'hérédité interviendrait en partie ; ça serait une
hérédité détournée. D'après Magnus, un père devenu
aveugle par ophtalmie des nouveau-nés a eu deux enfants
atteints de microphtalmie. Il existe un autre cas de
Fuchs : père ayant perdu un œil par iridocyclite aurait
eu un fils atteint de microphtalmie. Enfin, Deutschmann
aurait obtenu expérimentalement des résultats semblables sur des lapins.

De ce relevé des maladies congénitales et héréditaires,
nous devons retenir ceci, que, seule, la rétinite pigmentaire a une étiologie un peu débrouillée. C'est donc pour
cette seule affection que l'on pourrait essayer de la prophylaxie. Quant aux autres, l'hérédité a certainement une
importance, mais le rôle du médecin doit se borner à
avertir les parents des tares qui peuvent être léguées aux
enfants.

II

CÉCITÉS RELEVANT D'UN ÉTAT CONSTITUTIONNEL.

Nous avons réuni dans ce chapitre, et sous le nom de
maladies relevant d'un état constitutionnel, deux affections importantes, surtout l'une, par leur fréquence
et par la prophylaxie efficace dans une très large mesure,
qui s'y rattache : ce sont le *glaucome* et l'*ophtalmie phlycténulaire*. L'une et l'autre de ces affections sont sous la
dépendance d'une diathèse. Le glaucome relève de la diathèse *arthritique*, la conjonctivite phlycténulaire de la diathèse *scrofuleuse*.

Le glaucome peut être jusqu'à un certain point considéré comme un stade dans la diathèse arthritique. Un arthritique passe, dans toute son existence, par des phases variables : depuis l'épistaxis de l'enfance, l'acné de l'adolescence,
les migraines de la jeunesse, l'allopécie, les hémorroïdes,
la goutte de l'âge mûr, jusqu'à la gravelle et le rhumatisme
de la vieillesse. Le glaucome est, comme la gravelle, le
rhumatisme et l'artério-sclérose, un apanage de la vieillesse. Les glaucomateux sont ordinairement des vieux et
presque toujours des artério-scléreux.

L'arthritique adulte est sujet à des fluxions diverses,
ou à des congestions ; on connaît très bien les fluxions au
niveau de l'intestin qui donnent lieu à la diarrhée des
arthritiques : le glaucome aigu, c'est la manifestation localisée au niveau de l'œil d'une fluxion. Le glaucome chronique, c'est la manifestation oculaire et localisée de l'artério-sclérose disséminée de l'arthritique vieux.

Ces considérations ne sont pas de simples vues de l'es-
prit. Nous trouvons le glaucome chronique simple chez
les vieux et les artério-scléreux. Le glaucome aigu, nous
le trouvons de préférence chez les jeunes ; d'aucuns ont
même signalé sa fréquence chez la femme à l'époque de
la ménopause ; on comprendrait alors que la théorie
fluxionnaire soit acceptable : les fluxions étant surtout
l'apanage des arthritiques jeunes et des femmes à l'époque
de la ménopause. Nous verrons d'ailleurs, en essayant
d'établir l'étiologie des différents sortes de glaucome que,
surtout pour le glaucome aigu, ce sont les différentes
perturbations de l'organisme, susceptibles d'amener de la
congestion au niveau de l'œil et par cela même de favoriser une fluxion. qui produisent le plus ordinairement
l'attaque de glaucome aigu.

L'ophtalmie phlycténulaire est l'apanage des scrofuleux

au même titre que les adénites, l'impétigo, le panaris sous-épidermique, les furoncles. Est-elle provoquée par des germes pyogène ou bien évolue-t-elle chez les scrofuleux au même titre que la gravelle chez les arthritiques ? La question est loin d'être élucidée. Ce que l'on sait, c'est que la conjonctivite phlycténulaire est surtout fonction de l'état général. Celui-ci va-t-il en s'améliorant, la conjonctivite phlycténulaire évolue vers la guérison ; au contraire, le sujet tend-il à s'affaiblir, la conjonctivite fait des progrès plus marqués.

Ce que nous nous efforcerons de montrer, c'est que notre région prouve, mieux que tout autre, les relations étroites du glaucome avec l'arthritisme, de la conjonctivite phlycténulaire avec la scrofule.

Notre région est habitée par des arthritiques : nous savons que le climat sec et chaud de notre contrée prédispose à l'arthritisme ; les habitants font très facilement de l'artério-sclérose et, par conséquent, nous y trouverons des glaucomateux en grand nombre.

D'autre part, la scrofule évolue chez les gens à tempérament lymphatique, elle affectionne le miséreux. Aussi est-ce chez les pauvres, qui se surmènent, qui habitent les endroits humides, que nous trouverons le plus de conjonctivites phlycténulaires.

Nous étudierons le glaucome chronique simple, le glaucome aigu et enfin la conjonctivite phlycténulaire.

Glaucome chronique simple

Le *glaucome chronique simple* est des affections oculaires celle qui contribue pour la plus grande part à produire la cécité dans notre région. En effet, dans notre

statistique, nous relevons comme cause de cécité binoculaire sur 1.756 cas, 447 cécités produites par le glaucome,
soit 255 pour mille. Pour la cécité monoculaire le glaucome nous donne, pour l'œil droit, sur 790 cas, 145 observations, soit 184 pour mille ; et pour l'œil gauche, sur
718 cas, 95 observations, soit 132.5 pour mille. Enfin,
dans le relevé général, qui porte sur 3.264 cas, nous trouvons 687 glaucomes chroniques simples, soit 210.5 pour
mille. Comme on peut s'en rendre compte par ces chiffres
qui sont d'une exactitude rigoureuse, le glaucome chronique simple est l'affection la plus fréquente que nous ayons
relevée, et celle aussi qui contribue le plus à amener la
cécité binoculaire, puisque la cécité monoculaire droite
d'abord et gauche en second lieu ne viennent qu'assez loin
après, comme proportions.

Il est intéressant de comparer ce relevé à celui qui a
été fait par Magnus dans sa statistique sur la cécité. Dans
son tableau, le glaucome n'occupe que le troisième rang,
après l'inflammation des nouveau-nés et la conjonctivite
granuleuse. La situation particulière de notre pays, le
tempérament général des habitants, leurs habitudes nous
permettent de saisir la cause de la différence entre la statistique de Magnus et la nôtre.

Notre région, nous l'avons vu, est chaude, la population laborieuse s'occupe surtout des travaux viticoles et
agricoles, ce sont des gens habitués à vivre dans les
champs, les yeux exposés à la lumière d'un soleil éblouis-
sant et à une réverbération très incommode. La chaleur
et le travail obligent à boire beaucoup et la boisson habi-
tuelle est le vin. Nous avons donc là tous les éléments
nécessaires pour faire de l'artério-sclérose, en même
temps que de l'alcoolisme. Or, on a remarqué, sans toutefois donner d'explication pathogénique vraiment péremp-

toire, que l'artério-sclérose s'associe admirablement et volontiers au glaucome. Ce rapprochement suffit pour nous expliquer le nombre de nos glaucomateux.

Il est une autre observation qui plaide en faveur de la cécité produite par le glaucome, c'est le caractère de la population rurale de notre région. Ce sont des gens assez souvent aisés au point de vue fortune. Malheureusement, leur éducation et leur instruction ne sont pas du tout en rapport avec leur aisance. Même chez des individus ayant une situation relativement très élevée, il existe un manque d'hygiène et d'observation personnelle incontestable. Aussi, arrive-t-il souvent que des sujets voient leur vision diminuer, sans se préoccuper outre mesure. Manque d'éducation ou peut-être manque de soins médicaux. Mais, il faut le reconnaître, depuis la création de la Clinique ophtalmologique, à Montpellier, le nombre des examinés tend à augmenter et celui des aveugles à diminuer ; néanmoins, pendant quelque temps encore subsisteront les habitudes anciennes.

Nous pouvons ajouter que l'éducation médicale ophtalmologique étant assez négligée, non par les professeurs, mais par les élèves, il arrive souvent que les médecins, peu prévenus de l'affection glaucomateuse, n'y songent pas. Ils croient avoir affaire à une cataracte, engagent le malade à attendre que sa vision ait baissé, et, lorsque le sujet arrive chez l'oculiste, sa vision a complètement disparu, ce à quoi il s'attendait, mais irrémédiablement, ce qui le surprend.

Pourquoi la cécité binoculaire est-elle plus fréquente que la cécité monoculaire droite ou gauche ? L'explication n'est pas facile en tant que pathogénie, car nous ne connaissons pas l'origine du glaucome, et, par conséquent, les causes qui peuvent influer sur son évolution. Cependant, les observations nombreuses ont permis de constater que cette affection commence ordinairement par un seul œil, mais ne tarde pas, en général, à envahir l'autre. Aussi, si nous nous préoccupons exactement du nombre de cécités monoculaires, nous pouvons être étonné du chiffre relativement considérable qu'il présente pour l'œil droit ou l'œil gauche. Ce nombre élevé peut s'expliquer par ce fait qu'un sujet, ayant perdu un œil par glaucome se préoccupe davantage de la vision de l'œil qui lui reste ; il se fait opérer et garde la vision de l'œil encore sain. D'autre part, certains sujets, aveugles d'un œil, ne reviennent plus se faire soigner à Montpellier, ou bien perdent l'autre œil par une affection différente ou, en troisième lieu, meurent ; par conséquent, il est difficile dans ce cas d'établir jusqu'à quel point le glaucome aurait produit la cécité binoculaire ; il est probable que si les malades étaient mieux suivis, on trouverait le glaucome avec une part beaucoup moindre dans la cécité monoculaire et, au contraire, avec une proportion beaucoup plus grande dans la cécité binoculaire.

Sans entrer dans des considérations pathologiques sur l'évolution du glaucome chronique simple, très bien étudié dans tous les traités d'ophtalmologie, nous pouvons cependant indiquer comment cette affection amène la cécité. L'hypertension de l'œil, permanente dans cette affection, amène peu à peu l'excavation de la papille et le rétrécissement progressif du champ visuel. En dernier lieu, la diminution de la vue devient constante, la papille est fortement excavée, dégénère, et il se fait une atrophie d'un blanc nacré du nerf optique, avec permanence de l'hypertension.

Glaucome aigu. — Nous ne pouvons terminer ce chapitre sur le glaucome sans dire un mot du glaucome aigu qui, bien que moins redoutable par sa fréquence, l'est beaucoup plus par son impétuosité. Nous relevons, en effet, le glaucome aigu comme occupant seulement le 24me rang dans les causes de la cécité binoculaire, et nous trouvons seulement 8 cas sur 1,756, soit 4,6 p. mille. Pour la cécité monoculaire droite, nous le trouvons au 27me rang, avec 5 cas sur 790, soit 6,3 p. mille, et pour la cécité monoculaire gauche, nous le trouvons au 33me rang, avec 2 cas sur 718, soit 2,7 p. mille.

Enfin, dans le relevé général, sur 3,264 cas, nous constatons 15 cas de glaucome aigu, soit 4,6 p. mille, et il ne vient qu'au 27me rang. Bien que peu fréquent, le glaucome aigu est redoutable parce qu'il pardonne rarement. Son étiologie, assez obscure, peut assez se rapprocher de celle du glaucome chronique simple. Ce sont encore, et nous avons pu le constater souvent, les prédispositions arthritiques, rhumatismales, goutteuses qui le déterminent. Les névralgies, les émotions vives, douloureuses, les excès de la table, la contraction viscérale, etc., en provoquant une congestion plus ou moins vive du côté des vaisseaux de la tête, empêchent l'irrigation normale de l'œil et amènent facilement une poussée de glaucome aigu. Nous devons ajouter que nous avons relevé souvent des attaques de glaucome aigu survenues chez des individus ayant déjà perdu un œil par la même affection, ou bien étant atteint déjà de glaucome chronique simple.

Nous devons, d'autre part, signaler, bien que notre tableau statistique ne le mentionne pas, la fréquence plus grande dans notre région du glaucome aigu chez les hommes que chez les femmes (sur 11 sujets observés, on trouve seulement 1 femme pour 10 hommes), ce qui est, comme constatation, absolument opposé à la statistique de De Wecker; d'autre part, on a à peu près toujours affaire à des individus ayant atteint l'âge mûr, c'est-à-dire 45 ans, et ce sont, en général, des individus travaillant manuellement, 3 :: 1, par conséquent exposés aux causes que nous mentionnions pour le glaucome chronique simple. Ce sont aussi des hypermétropes, ce qui confirme les idées sur les relations de l'hypermétropie et du glaucome.

Enfin, nous pouvons retenir que, dans un tiers des cas, le glaucome aigu produit la cécité binoculaire.

Prophylaxie du glaucome

La prophylaxie du glaucome chronique ou aigu doit surtout se rapporter aux causes qui semblent favoriser l'éclosion de cette affection. Malheureusement, il est impossible d'intervenir dans un grand nombre de cas, car on ne peut pas modifier les conditions climatériques ou régionales dans lesquelles se trouvent les habitants. On pourrait peut-être essayer d'enrayer de vieilles habitudes qui amènent l'artério-sclérose. Actuellement, la lutte contre l'alcoolisme bat son plein, et ne semble pas, du moins dans le peuple, faire de nombreux prosélytes. L'alcool, le tabac, les intoxications en général, amènent, à plus ou moins longue échéance, surtout chez des individus prédisposés, de l'athérome, de l'artério-sclérose; il semble difficile de pouvoir modifier dans la masse de vieilles habitudes dont la réforme ne serait au fond vraiment utile qu'à quelques uns. Aussi, est-ce surtout à celui qui souffre réellement de cet état de choses que nous devons nous adresser. C'est l'artério-scléreux que nous devons surtout avertir des dangers qu'il court au point de vue oculaire.

C'est le corps médical qui paraît devoir être le mieux
placé pour donner ces avertissements. Il faut, pour cela,
qu'il connaisse la fréquence du glaucome, qu'il sache le
diagnostiquer et le distinguer des affections fréquentes
avec lequel il peut être confondu ; qu'il sache que le glaucome, la cataracte, l'atrophie optique, sont des affections
fréquentes dans notre pays, que la première est évitable,
mais ne rétrocède pas, une fois son évolution effectuée,
que la seconde n'est pas évitable, mais curable, et que,
enfin, la troisième, la plus redoutable, n'est ni évitable,
ni curable. Donc, le médecin doit surtout être mis en garde
contre ces trois affections, doit les connaître parfaite-
ment pour pouvoir, le cas échéant, sinon au point de
vue curatif, du moins au point de vue prophylactique,
être utile au malade.

Le premier devoir du médecin consistera, en présence d'un sujet atteint d'une affection qui fait diminuer progressivement la vue à ne pas porter d'emblée le
diagnostic de cataracte et, par conséquent, n'engagera pas
son sujet à attendre, pour voir un spécialiste, que sa vue
ait complètement et irrévocablement disparu. Enfin, c'est
la prophylaxie de tout ce qui peut amener le glaucome
qui est à faire. L'état général sera toujours surveillé
chez les arthritiques, et, à la moindre menace oculaire,
on devra se méfier du glaucome. La correction exacte des
anomalies de la réfraction, surtout de l'hyperopie, est une
bonne mesure ; on sait, en effet, que ce sont les hyperopes
qui font la grande majorité, pour ne pas dire tous les
glaucomateux, et surtout l'hyperopie avec astigmie. A la
moindre menace de glaucome, on instituera pendant
longtemps une cure d'ésérine, avec une médication déri-
vative. Enfin, on surveillera la menstruation chez les

femmes, surtout à la période critique du sexe féminin, qui est la ménopause.

Conjonctivite phlycténulaire

La conjonctivite phlycténulaire nous fournit 22 cas de cécité binoculaire. La cécité est produite, soit par leucome plus ou moins vaste envahissant la cornée, soit par staphylome et atrophie de l'œil. Dans tous les cas, nous avons affaire dans cette affection à une manifestation oculaire de la diathèse scrofuleuse, de même que le glaucome est une manifestation oculaire de la diathèse arthritique : Une mauvaise hygiène alimentaire, l'humidité, la privation d'air et de lumière rendent un enfant scrofuleux. Un climat humide, une situation miséreuse, les privations et le surmenage prédisposent à la scrofule : nous trouvons toutes ces conditions admirablement réalisées chez les personnes atteintes de conjonctivite phlycténulaire.

Nous avons beaucoup de scrofuleux et la cécité produite par l'ophtalmie strumeuse est relativement rare. Mais si la cécité complète est peu fréquente, il est certain que l'œil souffre de l'état général. L'acuité visuelle est diminuée, on trouve des blépharites et des conjonctivites rebelles à tout traitement local. Enfin, nombreux ulcères s'accompagnant d'hypopyon et mettant en danger la vue du sujet disparaissent une fois qu'on a institué un traitement général approprié.

La prophylaxie est ici d'une importance considérable. L'hygiène, l'air, les dangers de la contagion doivent être tour à tour examinés.

Nous avons, en général, affaire à des enfants pauvres, habitant des quartiers de la ville où les règles les plus

élémentaires de la propreté font absolument défaut. Les
rues étroites, ne laissant pas passer un courant d'air
suffisant, les maisons mal construites et vieilles, les ou-
vertures insuffisantes influent dans une bonne mesure.
Enfin, c'est surtout la promiscuité qui propage cette
affection.

Comme pour l'ophtalmie granuleuse, la conjonctivite
phlycténulaire est contagieuse chez les enfants prédisposés. Ordinairement les familles pauvres sont nombreuses.
Les enfants couchent dans les mêmes appartements, se
servent, pour une toilette sommaire, du même linge ; ils
jouent ensemble, et c'est souvent par les doigts, qu'ils
portent aux yeux, qu'ils propagent l'infection.

Enfin, l'école dans une certaine mesure favorise la
contagion. Dans les pays infectés de trachome, c'est à
l'école que l'on trouve le plus d'enfants trachomateux, et
c'est là que ceux qui ne le sont pas, se contaminent.
Il en est de même ici, mais d'une manière moins générale. Il est certain que, actuellement, avec l'attention que
l'on porte à la visite oculaire, et en licenciant pour le
temps que dure la maladie les sujets contaminés, on
arrive à de bons résultats.

Les maîtres sont beaucoup plus qu'autrefois éduqués
dans ce sens. Mais l'on doit encore tenir compte de l'en-
têtement des parents à refuser l'assistance médicale.

III

CÉCITÉS PAR MALADIES GÉNÉRALES

Nous avons groupé sous ce titre les cécités relevant
d'affections ayant leur origine en dehors de l'œil lui-
même. Nous devons reconnaître que nous avons été

obligé d'élargir un peu notre cadre. Nous avons fait ren-
trer ici les atrophies du nerf optique et les névrites. Bien
que les atrophies du nerf optique et les névrites n'aient
pas toutes une cause bien connue, il est probable que le
nerf optique ou la rétine ne s'atrophient pas ou ne s'en-
flamment pas primitivement. L'origine de l'affection doit
probablement être cherchée dans une cause plus élevée.
La névrite du nerf optique doit certainement, comme
la névrite de tous les autres nerfs de l'organisme, être
recherchée dans une lésion centrale primitive ou bien
dans une modification générale de l'organisme produite
par une infection passée inaperçue et qui affectionne plus
particulièrement le nerf optique. Quoi qu'il en soit, nous
étudions dans ce chapitre les *atrophies optiques* et les
névrites idiopathique, tabétique, méningitique; les lésions produites par la *syphilis*, l'*albuminurie*, les *hémorragies* ou *embolies artérielles*; la maladie de *Basedow*;
l'iritis, avec ses différentes causes; enfin l'inflammation
des diverses autres parties de l'œil due à des maladies
générales : *iridochoroïdes*, etc.

Atrophie du nerf optique.

L'atrophie du nerf optique idiopathique est, après le
glaucome chronique simple, l'affection qui amène le plus
fréquemment la cécité binoculaire. Nous trouvons, en
effet, 283 cas de cécité binoculaire, 161 pour mille. Pour
la cécité monoculaire droite, elle vient en cinquième
rang avec 53 cas, 67,1 pour mille ; pour la cécité monoculaire gauche, nous la trouvons au troisième rang avec
67 cas, 93,3 pour mille. Dans le relevé général, elle

occupe le deuxième rang avec 403 cas, soit 123,6 pour
mille.

Il est difficile de déterminer les raisons qui amènent
cette atrophie du nerf optique. Les conditions particu-
lières à notre région semblent avoir une influence très
minime, puisque dans la statistique de Magnus elle occupe
aussi un rang très élevé. Dans cette statistique pourtant,
l'atrophie optique idiopathique n'arrive qu'en sixième
rang pour la cécité binoculaire avec 77,5 pour 1,000 ;
nous pouvons trouver une explication dans ces diver-
gences qui sont inévitables, même dans des statistiques
bien faites, dans ce fait que, certaines atrophies optiques
étant le résultat de névrites, ne sont constatés qu'après
l'évolution de l'affection qui les a produites, et que, dans
certains cas observées au début, les malades sont clas-
sés par le médecin dans les névritiques, et observés à
la fin sont mis parmi les atrophiques. Cette explication,
à défaut de toute autre, nous permet d'établir les raisons
de la différence, d'ailleurs peu sensible, entre les résultats des deux statistiques.

Car il a été à peu près impossible jusqu'à présent de
donner une explication absolument sûre de l'étiologie de
l'atrophie dite idiopathique. Nous avons bien constaté des
tumeurs cérébrales coexistant avec des atrophies, une
artério sclérose disséminée, des habitudes d'alcoolisme et
de nicotinisme, mais aucune raison absolument pathogno-
monique des causes de l'affection.

En revanche, l'atrophie optique à causes absolument
connues et diagnostiquées, nous fournit une proportion
d'aveugles beaucoup moins grande.

C'est d'abord l'atrophie optique *tabélique*, qui nous offre
20 cas de cécité binoculaire, soit 11,4 pour 1,000 ; 3 cas
de cécité monoculaire droite, 3,8 pour 1,000 ; 1 cas de

cécité monoculaire gauche, 1, 4 pour 1.000; et enfin, total général, 24 cas, 7,4 pour 1.000.

Vient ensuite la cécité par atrophie optique binoculaire, d'origine méningitique avec 20 cas (11,4 pour 1.000), œil droit, 2 cas, 2,5 pour 1.000 ; œil gauche, 1 cas, 1,4 p. 1.000 ; enfin dans l'ensemble, 23 cas, soit 7 pour 1.000.

Nous trouvons en dernier lieu l'atrophie optique syphilitique : cécité binoculaire, 4 cas (2.3 p. 1000). Pas d'atrophie optique syphilitique monoculaire.

Devons-nous conclure de ces renseignements que le tabès et la syphilis entrent pour peu de choses dans l'étiologie de l'atrophie optique ? je ne le crois pas ; il est certain que nombre de cas dont la cause est ignorée, devraient être mis sur le compte de ces deux dernières maladies ; toutefois, les éléments de diagnostic manquant souvent, il est parfois difficile d'assigner sa place exacte à chaque affection.

Les moyens d'éviter l'atrophie optique idiopathique sont d'autant plus difficiles à indiquer que la cause est à trouver. Nous ne pouvons rien faire quand elle est héréditaire, ce qui arrive quelquefois, ni quand elle est due à une affection cérébrale dont la nature est inconnue.

Pour l'atrophie tabétique et syphilitique, souvent le tabès, étant la conséquence de la syphilis, c'est la prophylaxie de la syphilis qui serait à faire ; ceci relève de la prophylaxie générale des maladies.

Névrites

Nous avons classé sous la rubrique névrites toutes les inflammations du nerf optique n'ayant pas abouti à l'atrophie. Les névrites nous fournissent 62 cas (35.4 p. 1000)

de cécité binoculaire, 13 cas de cécité monoculaire droite
(16.4 p. mille), 18 cas de cécité monoculaire gauche
(25 p. 1.000), et 93 cas au total, 28,8. Ceci nous démon-
tre surtout la fréquence de la bilatéralité des lésions. Nous
avons mis dans ce groupe, sans distinctions, la névrite
ascendante, la névrite descendante et la névrite rétro-
bulbaire. Nous devons cependant faire remarquer que
c'est surtout la névrite descendante et la névrite rétro-
bulbaire qui forment la grande majorité des cas de névrite
signalés, la névrite ascendante amenant une atrophie
rapide qui fait immédiatement classer les sujets avec
ceux atteints d'atrophie optique.

Des causes qui les produisent, en dehors des maladies
générales ou des maladies fébriles aiguës, ce sont surtout
les tumeurs de l'encéphale et l'hypertension du liquide
encéphalo-rachidien qui doivent être incriminés.

La prophylaxie ne peut que s'exercer sur la maladie
causale, et le traitement anti-syphilitique doit être, dans
tous les cas, institué.

Syphilis

La syphilis, étant donné sa fréquence, cause relativement peu de cécités. Nous relevons 14 cas de cécité binoculaire, 6 cécités monoculaires droites, 6 cécités monoculaires gauches, et 26 cas au total. Les affections que nous
relevons sont dues à des accidents de la période secon-
daire et tertiaire ; c'est surtout l'iritis syphilitique qui
prédomine, les gommes syphilitiques amènent l'atrophie
de l'œil. Ce sont des cas à peu près inévitables. Une prophylaxie contre les maladies syphilitiques de l'œil
n'existe pas, car nous ne pouvons pas empêcher un syphi-

litique de contracter une iritis ; c'est encore la prophylaxie générale de la syphilis que l'on doit faire intervenir.

Albuminurie

Les lésions produites par l'albuminurie sur l'œil sont
surtout caractérisées par l'apparition de la rétinite albuminurique. Cette rétinite est surtout bilatérale et nous
donne 10 cas de cécité binoculaire et 5 cas de cécité
monoculaire. Il est probable aussi que l'albuminurie doit
être incriminée dans un certain nombre d'autres affections, comme les cataractes ou les hémmorragies extra ou
intra-oculaires. La rétinite albuminurique est un symp-
tôme alarmant de l'insuffisance rénale.

Hémorragies

Les hémorragies rétiniennes, les embolies artérielles
nous donnent, pour les premiers, 48 cas de cécité, dont
15 binoculaires, pour les seconds, 5 cas. Les causes n'en
sont pas nettement définies pour chacune d'elles. Ce
sont des affections générales, qui peuvent les amener,
ou bien des maladies relevant du système circulatoire.

Maladie de Basedow

Le goître exophtalmique (4 cécités binoculaires), occasionne la perte de l'œil par l'insuffisance de protection de
la cornée. Une blépharorraphie totale, par le procédé du
professeur Truc, peut empêcher la perte de l'œil dans

une certaine mesure ; on a essayé aussi la résection du sympathique. Néanmoins, dans quelques cas, l'exophtalmie persiste, les sutures des paupières se rompent sous la poussée de l'exophtalmie, et la vision se perd par kératite et iridochoroïdite purulente.

Iritis

L'iritis, 12 cécités binoculaires, 17 monoculaires droites, 17 monoculaires gauches, est une affection très fréquente, mais amenant relativement peu souvent la cécité binoculaire. On le rencontre dans les maladies générales à localisations iriennes (tuberculose, syphilis blennorrhagique), à la suite de traumatisme de la cornée, et enfin, chez la femme, à l'époque de la ménopause. Surtout dans ces derniers cas, c'est une affection rebelle, difficile à conjurer.

Irido-choroïdite séreuse

Cette affection nous a fourni 98 cas de cécité binoculaire (56 0|00) 57 cas de cécité monoculaire droite (71,2 0|00) 54 cas de cécité monoculaire gauche, (75,2 0|00) et enfin pour le relevé total, 209 cas (64,1 0|00). Elle s'observe dans toutes les maladies infectieuses en général et se présente souvent sans que sa cause précise puisse être bien déterminée. On a souvent l'occasion de la rencontrer à Montpellier après la grippe, mais on peut dire que cette complication oculaire n'a rien de fixe et varie suivant l'importance des épidémies. On a observé des cas de cécité par iridochoroïdite après le typhus, la variole, la scarlatine et les attaques de rhumatisme articulaire aigu.

La maladie évolue en général assez lentement et laisse après elle des troubles sérieux de la vision.

Iridochoroïdite purulente

Elle donne lieu à la panophtalmie. — Peu fréquemment la cause de cécité binoculaire, 5 cas (2,8 p. 1.000), elle nous donne 13 cécités monoculaires droites (16,4 p. 1.000). 14 cécités monoculaires gauches (19,4 p. 1.000) et 32 cas dans l'ensemble (9,7 p. 1.000). — Nous ne relevons ici que la panophtalmie sans cause nettement définie, nous étudierons au chapitre des traumatismes, les panophtalmies, opération traumatique.

On peut rattacher cette affection à une manifestation de la pyohémie. Il suffit que des masses infectieuses, issues d'un endroit quelconque du corps, soient enlevées par le torrent circulatoire et transportées au niveau de la choroïde pour y déterminer une inflammation.

Il n'est pas besoin que les maladies produisent un foyer purulent bien étendu, car nous voyons souvent les iridochoroïdites purulentes survenir chez des individus qui, quoique ayant un état général un peu défectueux, ne présentent pas cependant les symptômes d'une affection très grave. On a même observé des *choroïdites métastatiques* des deux yeux après extraction d'une dent.

Les inflammations purulentes des organes génitaux de la femme ont souvent été incriminées dans le développement de cette maladie. Les riches plexus veineux qui entourent les organes génitaux semblent ouvrir une porte facile à l'infection. Ces cas se présentent souvent chez les femmes en couche et dans les maternités où on avait autrefois l'occasion d'observer la choroïdite métostatique souvent dans les maladies puerpérales. On a aujourd'hui peu l'occasion de noter ces choroïdites coexistant avec les affections puerpérales. D'abord parce que ces affections sont devenues très rares, et ensuite parce que le sujet survit rarement à cette maladie. Néanmoins, si l'on examinait systématiquement les yeux de toutes les malades de ce genre, on serait peut-être étonné de la fréquence de l'iridochoroïdite.

Toutes les affections que nous avons passées en revue, ne sont guère susceptibles d'une prophylaxie spéciale. On ne peut guère prévenir les iritis et il faut simplement traiter l'affection quand elle se présente. Peut être pourrait on faire une prophylaxie générale; elle revient alors à soigner la maladie qui peut engendrer l'affection oculaire.

Néanmoins, on peut, jusqu'à un certain point prévenir les iritis que l'on trouve à la ménopause et qui sont dangereuses. Une hygiène génitale rigoureuse aurait sûrement un bon effet. D'autre part, si on se pénètre bien du rôle dérivatif et dépuratif de la menstruation ; si l'on considère les règles comme ayant pour fonction, non seulement de favoriser l'ovulation et la fécondation, mais aussi d'entraîner avec le sang une quantité considérable de déchets organiques, on comprendra qu'une suppression brusque de cet émonctoire salutaire puisse être la cause fréquente d'affections métastatiques. L'époque de la ménopause est donc, à beaucoup d'égards, la période critique de la vie de la femme. Une hygiène génitale rigoureuse empêchera la suppression brusque des règles et au besoin les ramènera par des moyens médicaux. Un soin attentif du système digestif toujours délicat chez la femme évitera quelque fois de graves complications.

IV

Cécités dues aux maladies des yeux contagieuses

J'étudie dans ce chapitre l'*ophtalmie blennorrhagique* et l'*ophtalmie granuleuse*. Ces deux maladies sont à peu près les seules contagieuses que nous constatons à Montpellier. L'infection blennorrhagique a actuellement parmi les causes de la cécité une importance peu considérable. On connaît très bien cette affection, on en connaît le traitement spécifique, et la prophylaxie se fait d'une manière efficace. Elle mérite donc à tous égards à Montpellier une place peu considérable dans le cadre des affections oculaires de la région. L'ophtalmie granuleuse est ici peu contagieuse, elle occasionne rarement la cécité et sa fréquence va de plus en plus en s'atténuant dans notre région.

Ophtalmie purulente blennorrhagique

L'ophtalmie purulente blennorrhagique est l'affection oculaire qui a pendant longtemps causé le plus grand nombre de cécités. Il suffit de consulter le tableau des causes de la cécité dressé par le docteur Magnus pour voir qu'elle occupe le premier rang avec un taux de 10,5 pour cent, et cependant Magnus ne tient compte que de l'inflammation des yeux des nouveau-nés. Notre relevé nous donne un nombre et une proportion beaucoup moins sombres. Nous n'avons que 27 cas de cécité binoculaire, 15, 3 pour mille ; 18 cas de cécité monoculaire droite (22, 8 pour mille) et 13 cas de cécité monoculaire gauche (18 pour mille) enfin, dans le relevé général 58 cas soit 17, 8 pour mille. Donc le tableau de Magnus porte au point de vue de la cécité par ophtalmie purulente un nombre environ 6 fois supérieur au nôtre.

Dans le chapitre « Ophtalmie purulente » nous devons distinguer deux paragraphes :

1° L'ophtalmie purulente des nouveau-nés ;

2° L'ophtalmie purulente de l'adulte,

Toutes les deux sont dues ordinairement au même agent d'infection, le gonocoque.

L'ophtalmie purulente des nouveau-nés est produite par la contamination des yeux de l'enfant au moment de son passage à travers les voies génitales, notamment le vagin. Au bout d'un temps variable, quelques heures à 2 ou 3 jours, les yeux commencent à donner issue à du liquide purulent, les paupières ne tardent pas à devenir très adématiées, la conjonctive se congestionne et devient chémotique autour de la cornée, l'œil laisse échapper une quantité considérable de pus, la recherche bactériologique décèle le gonocoque de Neisser.

Ce sont les lésions de la cornée par ulcération et nécrose, les hernies de l'iris, les leucomes adhérents, les staphylômes et l'atrophie de l'œil qui amènent la cécité.

Souvent un seul œil est atteint, et la contamination de l'autre œil se produit soit par écoulement direct du pus de l'œil malade dans l'œil sain, soit par l'intermédiaire des doigts de l'enfant ou des parents.

La blennorrhée du nouveau-né provient ordinairement de la contamination des yeux au moment du passage de la tête du fœtus dans le canal vaginal. Au moment du travail, l'enfant passe dans la filière génitale les yeux fermés ; mais si le vagin est infecté, le produit de la sécrétion se dépose sur les cils et s'insinue dans les yeux au moment où l'enfant les ouvre. D'autre part, il faut faire la part de la durée du travail ; il est probable que les yeux ont d'autant plus de chance d'être infectés que la tête reste plus longtemps dans le vagin. Enfin, il peut fort bien arriver que, dans une présentation de la face, la sage-femme ou l'accoucheur faisant un toucher, entr'ouvre la fente palpébrale et favorise ainsi l'entrée du pus dans l'œil. Il faut de tout ceci retenir surtout que ce sont les produits virulents qui s'écoulent des organes génitaux qui produisent la blennorrhée des nouveau-nés.

Lorsque l'ophtalmie ne se déclare que quelques jours (5 à 6) après l'accouchement, il faut admettre une contagion autre que la contagion directe. Il est possible alors que l'enfant soit contaminé par les doigts de la garde ou de la mère, ou bien par des linges imprégnés de lochies.

Cette affection est redoutable, mais heureusement une prophylaxie rationnelle et rigoureuse, peut en atténuer les méfaits dans une large mesure.

La prophylaxie de l'ophtalmie purulente a donné des résultats très brillants. Depuis que l'on connaît les causes précises de cette maladie, on a pu établir une prophylaxie rationnelle. Le nombre de cécités a diminué dans une proportion considérable. Dans les maternités, où l'on observe les règles strictes de l'asepsie et de l'antisepsie, l'ophtalmie purulente est à peu près inconnue. Certainement, si dans le peuple on prenait plus de précaution, on n'aurait plus à enregistrer les résultats de cette déplorable affection.

La prophylaxie doit porter sur deux facteurs : 1° la mère ; 2° l'enfant.

1° La mère doit, au moment du passage du fœtus, présenter les voies absolument aseptiques. La nature nous a montré en partie les règles à suivre. La rupture de la poche des eaux et le lavage des voies génitales par le passage du flot de liquide amniotique sont suffisants dans quelques cas. Mais si le vagin est plein de pus, souvent l'eau de l'amnios ne suffit pas.

Il faut donc que toute femme sur le point d'être mère, pratique une asepsie rigoureuse de ses voies génitales. Les bains fréquents et journaliers, les injections de permanganate ou de sublimé à heures régulières, deux fois par jour environ, suffisent ordinairement à préparer un canal aseptique. Si la blennorrhagie ne peut être guérie avant l'accouchement, c'est alors la prophylaxie se rapportant à l'enfant qu'il faudra surtout surveiller.

2° Dès que l'enfant vient de naître, l'accoucheur doit avant tout se préoccuper des yeux. En attendant que les pulsations du cordon cessent, l'accoucheur ou la sage-femme doivent avec de l'eau boriquée préparée à l'avance, laver soigneusement les yeux de l'enfant, après quoi, on instille dans l'œil entr'ouvert une substance antiseptique. D'aucuns mettent de l'iodoforme en poudre, d'autres du jus de citron; ceux qui le font s'en trouvent très bien, peut-être aussi parce qu'il n'y a pas de microbes virulents dans l'œil. Il est probable toutefois, que si le gonocoque se trouve dans l'œil, le citron ou l'iodoforme auront peu d'influence. Le remède vraiment spécifique est le nitrate d'argent. On l'emploie ordinairement de 1 pour 60 à 1 pour 100. Il est rare que lorsque les installations sont bien faites, on constate ensuite une conjonctivite purulente. Il faut d'ailleurs tenir compte de la défense naturelle de l'organisme; quand naît l'enfant, les yeux sont fermés, les cils agglutinés par un sébum qui empêche la pénétration des microbes; et même dans le cas où la mère est gravement infectée, il est probable que peu nombreux sont les gonocoques introduits dans l'œil et, par conséquent, on comprend qu'une dose relativement faible de nitrate d'argent en ait facilement raison.

Une fois le nitrate instillé, les yeux de l'enfant doivent être protégés par un tampon de coton; une bande de gaze maintient ce tampon, pendant que le fœtus est plongé dans le bain. Après quoi, on peut enlever la bande et les tampons.

Cette pratique, strictement observée, empêche ordinairement les yeux d'être infectés. Car il faut aussi tenir compte de la façon dont on instille le nitrate. Au moment de la naissance, l'enfant, enduit de sébum, offre une peau excessivement glissante et il est parfois difficile de faire entr'ouvrir les paupières, et toujours le collyre ne pénètre pas dans l'œil.

L'ophtalmie blennorrhagique de l'adulte relève de la même cause, le gonocoque. Elle est due à la contamination des yeux par les doigts du sujet atteint de blennorrhagie; ou bien à la projection du pus d'un œil atteint de conjonctivite purulente dans un œil sain; c'est ce qui se produit pour les médecins.

Cette affection est redoutable chez l'adulte, et, si l'intervention n'est pas à peu près immédiate, peut amener des désastres. C'est ordinairement l'œil droit qui est atteint le premier; l'autre œil se contamine, soit directement, soit le plus souvent par l'écoulement du pus de l'œil malade dans l'œil sain.

La prophylaxie consiste à avertir les sujets blennorrhagiques du danger qu'ils courent. Éviter de porter les doigts aux yeux, tenir toujours les mains très propres et les ongles très courts. Enfin, si un œil est infecté, protéger le second.

La protection de l'œil sain est difficile. On avait songé à le protéger avec une bande et un tampon, ou bien en enchassant un verre de montre tout autour de l'orbite. Ces moyens ne semblent pas donner de meilleurs résultats que celui qui consiste à laisser les deux yeux à découvert, à avertir le sujet de la contamination possible de l'œil sain, à l'engager à essuyer constamment le pus qui s'écoule de l'œil infecté, à se coucher la nuit du côté de cet œil. C'est la méthode que nous suivons à Montpellier; elle donne de très bons résultats.

Ophtalmie granuleuse.

Relativement rare à Montpellier, actuellement, l'ophtalmie granuleuse ne nous fournit que 16 cas de cécité dont 6 binoculaire. D'ailleurs, dans ce relevé, nous devons surtout tenir compte des sujets qui nous arrivent d'Algérie ou de Tunisie, dans un état déplorable. Nous constatons ici l'ophtalmie granuleuse, mais c'est une ophtalmie relativement bénigne. Nous sommes loin du trachome des pays chauds. Ici les granulations évoluent quelquefois à l'insu du sujet ; on ne voit presque jamais les poussées inflammatoires avec purulence et pannus très épais. La contagion joue bien ici un certain rôle, mais le milieu doit être surtout pris en considération. On constate très peu l'ophtalmie granuleuse dans la clientèle riche. Ce sont les gens pauvres, mal nourris, habitant des logements insalubres qui fournissent le contingent le plus considérable. Certainement l'élément scrofuleux n'est pas étranger à l'évolution de notre ophtalmie granuleuse. Ce que nous pouvons affirmer, c'est que les granuleux habitent les quartiers les plus défectueux de la ville, où manquent l'air et la lumière, et où les règles de propreté sont peu observées. On a dressé à la clinique ophtalmologique, un plan de la ville sur lequel sont marquées par un point rouge les rues d'où nous viennent les granuleux, et ce sont les mêmes régions qui servent de refuge aux scrofuleux.

Aujourd'hui, nous sommes habitués à voir peu de granuleux, et ce sont à peu près les mêmes qui se présentent

aux consultations. Au moment où l'on créait la Clinique
ophtalmologique il n'en était pas ainsi, les granuleux
formaient alors un contingent considérable de malades.
Depuis lors, les habitants ont appris à se laisser soigner,
et ont eu un peu plus de souci de cette affection.

Les écoles qui, en Algérie et en Egypte, sont un foyer
où s'entretient et se propage la contagion, ne sont pas ici
la source du mal. Chez nous, ce sont surtout les membres
d'une même famille qui s'infectent, soit par le contact
des doigts, ou par le linge, soit par la promiscuité des logements besogneux.

La prophylaxie consiste surtout à prévenir le malade
de la transmission possible de l'affection, par les doigts,
et le linge. Les soins de l'état général sont importants. Un
sujet malingre contractera la forme lymphoïde, qui peut
amener des complications graves, un sujet robuste fait
plus facilement des granulations à forme scléroïde, avec
peu de complications. Le traitement de la scrofule a ici
son indication.

V

CÉCITÉS DUES A DES INTOXICATIONS

Les symptômes d'intoxication que nous relevons au
niveau de l'œil sont surtout la conséquence d'intoxications
chroniques. Ce sont surtout le tabac et l'alcool qui sont
les agents toxiques. Les intoxications professionnelles
par le plomb, le mercure sont rares dans notre pays et
donnent lieu, par conséquent, à peu de manifestations
oculaires. Dans notre relevé, nous avons groupé le tout,
sous le nom d'amblyopies ; nous n'avons pas classé dans
ce groupe les amblyopies hystériques, qui amènent

des cécités transitoires, sans lésions connues et susceptibles d'une récupération complète de la vision.

Les amblyopies nous fournissent 59 cécités binoculaires (33,6 p. mille) 9 cécités monoculaires droites (16, 4 p.
mille), 18 cécités monoculaires gauches (25 p. mille), et
en tout 93 cas de cécités. C'est donc ici la cécité binoculaire qui l'emporte.

Le *tabac* a une influence incontestable. C'est le principe
toxique contenu dans les feuilles, la nicotine, qui produit
les effets nuisibles. Les feuilles sèches en renferment,
suivant les qualités, 1,5 à 9 0/0.

La nicotine se volatilise en se décomposant à la température de 250°. Plus, par conséquent, le foyer sera à
une température élevée, moins la quantité de nicotine
absorbée sera grande. Ceci a une importance considérable ; nous comprenons pourquoi la classe aisée, qui fume,
en général, du tabac sec absorbe moins de nicotine et
devient moins sujette à l'intoxication que la classe pauvre,
qui fume du tabac renfermant une plus grande quantité
d'eau.

Le tabac à chiquer renferme une quantité considérable
de nicotine. Il paraîtrait même que l'action combinée de
chiquer le cigare, en le fumant, favoriserait davantage l'apparition de l'amblyopie.

Nous devons ajouter que le nombre d'individus intoxiqués par le tabac seul est peu élevé. La nicotine s'échappe
par la fumée et une petite portion seule est absorbée.
Donc, pour s'intoxiquer, il faut fumer énormément, d'où
l'explication du petit nombre des amblyopes par le tabac,
relativement au nombre considérable de fumeurs. Il est
probable que l'alcoolisme doit jouer aussi un rôle important dans la formation de l'amblyopie nicotinique.

Ordinairement nos intoxiqués sont des fumeurs et

des buveurs, aussi est-il difficile de faire en l'espèce une distinction absolue. D'autre part, l'âge, la perméabilité des artères et la perméabilité rénale doivent être pris en en considération, car les intoxiqués ne sont presque jamais des jeunes, mais toujours des hommes d'un âge mûr.

Le pronostic est rarement sombre, surtout si le diagnostic a été fait au début.

Cependant, il est à noter que peu de malades se doutent de l'influence noscive du tabac sur la vue. Il faudrait avertir le public; il faudrait le mettre en garde contre le tabac comme on l'a fait pour l'alcool; il faudrait lui faire comprendre que, au lieu d'augmenter, comme le font les fumeurs, la dose de tabac avec l'âge, il faut au contraire la diminuer. Un homme âgé a moins de moyens à son service pour lutter contre l'intoxication; une dose de tabac supportée facilement par un homme jeune, est beaucoup plus toxique chez un vieillard.

L'*alcool* fournit la grande majorité de cécités par amblyopies. On doit surtout mettre la cause de l'intoxication non sur l'alcool lui-même, mais aussi sur les produits secondaires qui rentrent dans sa fabrication. L'alcool rigoureusement rectifié est cher mais moins toxique, aussi les classes pauvres qui boivent de l'alcool de mauvaise qualité sont-elles souvent atteintes d'amblyopie. D'autre part, les spiritueux mélangés à des essences spéciales et les produits commerciaux à base alcoolique doivent être incriminés pour la plus grande part.

L'amblyopie toxique varie avec la consommation d'une quantité plus ou moins grande d'alcool. Dans les pays du nord on boit beaucoup d'alcool, c'est dans ces pays-là que l'on trouve le plus d'amblyopies alcooliques.

Notre région est en France celle qui consomme le

moins d'alcool. Dans le relevé de la Direction générale des contributions indirectes sur la consommation de l'alcool en France, c'est Béziers (?) qui est considéré comme la ville où il se boit le moins d'alcool.

Deux conditions favorisent l'intoxication : 1° usage prolongé de la consommation de l'eau-de-vie ; 2° présence dans l'eau-de-vie d'alcools composés supérieurs.

La prophylaxie de l'alcoolisme et de ses conséquences a préoccupé depuis longtemps les hygiénistes. La prophylaxie des lésions oculaires doit se ramener à la prophylaxie de l'alcoolisme en général.

L'Etat devrait vérifier de la pureté des alcools livrés à la consommation ; il devrait d'autre part favoriser la consommation des boissons hygiéniques.

Les droits énormes dont on a grevé les eaux-de-vie n'ont pas eu l'influence que l'on attendait sur les progrès de l'alcoolisme. Le débitant ne peut vendre à l'ouvrier à un prix modique, comme l'exige ce dernier, un alcool qui lui est fourni à lui débitant à des prix exorbitants. Ne pouvant le vendre avec bénéfice, il le mélange à des alcools de mauvaise qualité, et, on arrive à ce résultat, c'est que, avec une quantité d'alcool peut-être moins grande, l'ouvrier s'intoxique beaucoup plus facilement.

La prophylaxie d'un vice général ne peut se faire qu'à longue échéance ; ce n'est pas en convertissant quelques sujets qu'on arrivera à un résultat satisfaisant. La campagne antialcoolique doit s'adresser à la masse. Ce n'est pas en faisant une conférence dite publique où on va moins avec des convictions humanitaires qu'avec l'espoir d'une distraction littéraire, qu'on pourra aboutir. Il faut parler au peuple, et se faire écouter. Certainement les habitudes acquises sont fortement ancrées et difficiles à déraciner, et ce n'est qu'au prix d'une lutte longue et sans relâche que l'on pourra aboutir.

Le *Plomb* est l'agent qui vient en troisième ligne parmi les causes d'amblyopie toxique. Les intoxiqués sont, en général, des ouvriers travaillant ce métal. Ils s'intoxiquent ou bien par l'absorption directe par la bouche, avec les aliments préparés dans des récipients en plomb, ou bien par absorption continue des émanations toxiques qui résultent du maniement journalier de ce métal. Dans le premier cas, l'intoxication est plus aiguë, mais a rarement une répercussion du côté des yeux; c'est dans le second cas que les accidents sont le plus à craindre.

La lutte contre les intoxications par le plomb a donné de bons résultats. D'abord on a supprimé dans le commerce, autant que possible, les matières colorantes, ou autres, à base de plomb, dont on pouvait se passer, et on les a remplacées par d'autres ayant les mêmes avantages, tout en étant moins noscives.

On doit se méfier des poussières dégagées par les matériaux de plomb, remplacer le travail manuel par le travail à la machine, se préoccuper de la ventilation des ateliers, de la propreté des parquets ; surveiller, au moment du repos, la propreté des mains et de la bouche, et se préoccuper d'une surveillance médicale constante dans les usines où l'on manipule le plomb.

Ces intoxications, comme on le voit, sont dangereuses surtout parce que les sujets exposés sont nombreux. Elles sont variables, mais les lésions qui amènent la cécité sont, dans tous les cas, à peu près les mêmes. Diminution progressive et plus ou moins longue de la vision ; scotome central pour les couleurs d'abord et pour les blancs plus tard ; enfin, en dernier lieu, atrophie de la papille, perte complète de la vision maculaire. La récupération complète de la vision est possible, surtout si le sujet a été soigné à temps, avant que les lésions soient appréciables à l'ophtalmoscope. Dans les autres cas, beaucoup plus graves, on doit faire de grandes réserves sur le pronostic de l'affection.

VI

CÉCITÉS DUES A LA MYOPIE

C'est à bon droit que la myopie a attiré depuis longtemps l'attention des oculistes et des hygiénistes. C'est une maladie grave, fréquente, mais jusqu'à un certain point évitable. Elle est grave puisqu'elle tient le 3ᵐᵉ rang dans les causes de la cécité binoculaire, où nous trouvons 156 cas, soit 88,8 pour mille ; pour la cécité monoculaire droite, 25 cas, 31,5 pour mille ; pour la cécité monoculaire gauche, 25 cas, 35 pour mille, et enfin dans le relevé général, 206 cas, 63 pour mille. Elle est fréquente, car, en dehors du nombre considérable d'aveugles qu'elle fournit, il y a aussi un grand nombre d'individus qui sont myopes, et par conséquent susceptibles d'encourir les complications graves de cette maladie, mais pourtant capables encore d'une acuité visuelle suffisante à l'aide d'une correction par les verres.

D'après Magnus, la choroïdite due à la myopie entre pour 0,94 0/0 parmi les causes de la cécité. Il faut y joindre une partie de décollement rétiniens, ce qui nous donne le chiffre de 5,68 0/0.

Cohn dans sa statistique des aveugles, a signalé les yeux qui n'étaient plus aptes au travail ; il a établi que les décollements de la rétine consécutifs à la myopie représentaient 4,6 0/0, la rétinite centrale myopique 6,3 0/0.

De tous ces chiffres, nous pouvons déduire que la statistique de Cohn donne comme cécité monolatérale pour la myopie le chiffre 10 0/0.

Notre statistique donne des résultats beaucoup plus élevés du moins pour la cécité binoculaire. Nous trouvons 88 0/0 de myopie simple, sans préjudice des décollements et des choroïdites qui auraient pu être dus à la myopie sans que nous ayons à cet égard des renseignements exacts. Si, cependant, nous mettons sur le compte d'une myopie maligne la moitié des choroïdites atrophiques, la moitié des décollements rétiniens, nous arrivons au chiffre de 140 pour mille approximativement, c'est-à-dire presque 3 fois le nombre trouvé par Magnus.

Il serait intéressant de rechercher quelles sont les circonstances qui semblent favoriser le développement de cette myopie. En effet, comparaison du nombre fourni par la statistique étrangère, il semble que nous ayons certainement chez nous des occasions beaucoup plus nombreuses de contracter la myopie, ou bien que notre race ou notre climat ait une influence certaine. Je ne crois pas cependant que l'on doive aller chercher aussi loin des raisons plus ou moins valables. D'ailleurs, il nous serait difficile d'avoir une opinion assez ferme à ce sujet.

On a fait de l'école la grande cause de la myopie. On a élaboré de nombreux projets touchant les modifications à apporter à l'éclairage par le soleil ou par la lumière artificielle, le nombre d'heures de travail, la position du corps et la disposition du mobilier scolaire.

J'ai fait le relevé des élèves examinés durant l'année dans les écoles laïques de la ville de Montpellier. J'ai relevé les cas de réfraction et je suis arrivé aux résultats suivants :

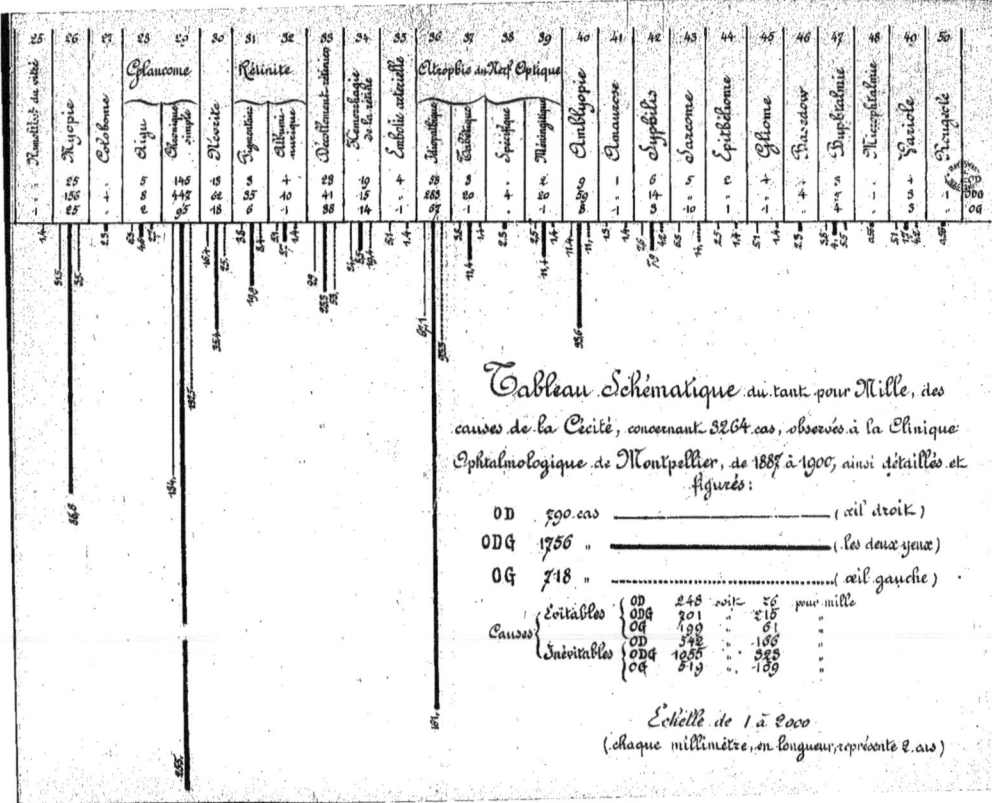

Tableau Schématique du tant pour Mille, des causes de la Cécité, concernant 3264 cas, observés à la Clinique Ophtalmologique de Montpellier, de 1887 à 1900, ainsi détaillés et figurés :

		cas	
OD		790 cas	(œil droit)
ODG		1756 "	(les deux yeux)
OG		718 "	(œil gauche)

Causes				cas		soit		pour mille
	Évitables	{	OD	248	soit	76	pour mille
			ODG	701	"	215	
			OG	199	"	61	
	Inévitables	{	OD	542	"	166	
			ODG	1055	"	323	
			OG	519	"	159	

Échelle de 1 à 2000
(chaque millimètre, en longueur, représente 2 cas)

25	26	27	28	29	30	31	32	33	34	35	36	37	38	39	40	41	42	43	44	45	46	47	48	49	50
Ramollt du vitré	Myopie	Colobome	Glaucome Aigu	Glaucome Chronique simple	Névrite	Rétinite Pigmentaire	Albuminurique	Décollement rétinien	Hémorragie de la rétine	Embolie artérielle	Atrophie du Nerf Optique Idiopathique	Tabétique	Syphilique	Méningitique	Amblyopie	Amaurose	Syphilis	Sarcome	Épithélioma	Gliome	Basedow	Buphtalmie	Microphtalmie	Variole	Trajet
-1	25	-1	5	145	15	3	4	23	19	4	23	3	4	20	9	1	6	5				4	-1	3	-1
-1	156	-1	8	442	62	35	40	41	15	-1	183	20	2		89		14	-10						3	
-1	25		2	95	18	6	-1	38	14	-1	27	-1	-1		-1	-1	65					4		3	

22.8		4 13 15	Ophtalmie purulente	1	
15.3 / 18.					
51 / 3.4 / 8.4		5 6 4	Granuleuse	2	Conjonctivite
4.5 / 3.4 / 12.5		5 5 7	Phlycténul. ett Scrofuleuse	3	
1.3		. . —	Ankyloblepharon	4	
6.5 / 2.5 / 7.		4 4 5	Brûlures	5	
143. / 122.6 / 25.		35 35 113	Traumatisme	6	
7. / 1.7 / 4.2		5 5 5	Insuccès opératoires	7	
1.3 / 2.8		. 5 —	Sympathie	8	
2.3 / 25.5 / 4.2		45 45 25	Atrophie du Globe	9	
17.7 / 2.8 / 3.5		18 11 14	Simple	10	Kératite
2.4 / 3.4 / 3.2		23 9 5	à hypopyon	11	
34.2 / 28. / 56.3		6 4 15	Simple	13	Leucome
31.5 / 25. / 35.		15 14 15	Adhérent	14	
2.5 / 3.4 / 5.5		4 0. 5	Kératite interstitielle	15	
30.5 / 32.9.		23 15 24	Staphylome antérieur	16	
7.6 / 1.4		1. 5	Luxation du Cristallin	17	
1.3 / 0.55		. — 1	Congénitale	18	Cataracte
7.6 / 2.8 / 4.2		5 5 0.	Symptomatique	19	
21.5 / 6.5 / 23.6		4 12 7	Iritis	20	
72.2 / 56. / 75.		54 55	Séreuse	21	Irido Choroïdite
16.1 / 19.1		4 5 13	Purulente	22	
72.2 / 72.5 / 55.5		40 40	Atrophique choriorétinite	23	Choroïdite
12. / 39.2 / 15.		15 11	Exsudative	24	

Ecoles de garçons

Élèves examinés : 354.

Myopes.	22	6. 2 0/0
Hyperm	36	10. 2 0/0
As. M	10	2. 8 0/0
As. H	31	8. 8 0/0

Ecoles de filles

Élèves examinées : 207.

Myopes.	6	3 0/0
Hyperm	20	10 0/0
As. M.	4	2 0/0
As. H.	18	10 0/0

Ce relevé est très intéressant, en ce sens qu'il montre que la myopie n'est pas tout d'abord aussi fréquente qu'on veut bien le dire parmi les écoliers, et que d'autre part, ce vice de réfraction est beaucoup moins fréquent que l'hypermétropie. Si nous réunissons ensemble les cas de myopie et d'astigmatisme myope et ceux d'hyperopie et d'astigmatisme hyperope, nous arrivons à ce résultat :

My. et Astigm. M. . . .	Garçons . . .	8 0/0
—	Filles.	5 0/0
Hyp. et Astigm. H. . . .	Garçons . . .	18 0/0
—	Filles.	20 0/0

Astigmatisme. — Donc l'hyperopie l'emporte pour les garçons de 10 0/0 sur la myopie, et chez les filles de 15 0/0.

Nous voyons, d'autre part, qu'il y a un peu plus de garçons myopes que de filles et, en revanche, plus de filles hypéropes que de garçons. Ceci peut s'expliquer par ce fait que, même dans les classes primaires, on exige beaucoup moins d'attention et de travail de la part des filles et que, d'autre part, l'hérédité et les soins hygiéniques qui font défaut, encore plus chez l'homme du peuple que chez la femme, semblent prédisposer à la myopie.

Pour être complet dans le relevé de nos examens, nous devons dire que le nombre de sujets myopes ou du moins présentant des vices de réfraction va en augmentant des basses classes aux classes plus élevées. Ainsi nous avons eu remarqué souvent que les sujets de l'Ecole supérieure de filles et de garçons de Montpellier, ayant la vue normale, c'est-à-dire pouvant lire les caractères les plus fins de l'Echelle de Monnoyer à 5 mètres, étaient peu nombreux. Cependant, il était rare de trouver chez ces sujets, des jeunes gens avec un fond d'œil présentant des allures de myopie maligne. Il est probable que, si nous examinions l'acuité visuelle des élèves des classes élevées du lycée, ou des facultés, on aurait des résultats différents et en faveur de la myopie.

De nos observations nous pouvons conclure que, chez les jeunes enfants, le nombre d'hypermétropes est supérieur à celui de myopes.

Que la myopie va en croissant avec l'âge.

Que si le nombre des myopes est un peu plus élevé chez les garçons que chez les filles, dans les basses classes, le nombre est excessivement différent dans les classes élevées, et que les myopes hommes sont beaucoup plus nombreux que les myopes femmes.

Enfin, le pourcentage en faveur de la myopie est beaucoup plus élevé dans les classes supérieures que dans les petites classes.

En effet, dans le relevé de cette année, nous trouvons à l'école supérieure de garçons de Montpellier :

Elèves examinés : 32

My. et Astigm. M.	8 + 4.
H. et Astigm. H.	6 + 3.

Devons-nous, de tout ceci, déduire que l'école est une pépinière d'aveugles par myopie ? je ne le pense pas. Nous pourrions ici faire un relevé assez exact des professions qui coïncident avec une myopie élevée. Nous verrions que ce sont surtout les couturières qui payent un tribut excessivement grand à la myopie progressive. D'autre part, nous serions frappés de voir des gens du peuple, ne sachant même pas lire, n'ayant pas un travail délicat à faire, contribuer aussi pour une part importante à la myopie. Ceci nous montre bien que, si le travail de près exagère la myopie, il n'amène pas fatalement la cécité. Tous les myopes ne deviennent pas aveugles, heureusement ; ce sont surtout les myopies fortes, que nous pourrions presque appeler congénitales, qui amènent des complications. Aussi, nous pourrions presque dire, sans être taxé de paradoxal, que ce sont surtout ceux qui font peu usage de leurs yeux pour leurs études qui les perdent le plus facilement par complication myopique. Ils les perdent, parce qu'ils s'en préoccupent fort peu, qu'ils négligent une hygiène oculaire élémentaire, ou bien n'ont pas leur attention attirée à ce sujet. Les sujets instruits, au contraire, ont plus souvent recours au médecin et peuvent, dans une certaine mesure, enrayer les progrès du mal.

La myopie appelée maligne, celle qui amène la cécité, évolue de plusieurs façons. Tantôt, elle rend le sujet aveugle par choroïdite atrophique, c'est ce qui arrive généralement, tantôt elle produit le décollement rétinien, un peu plus rare, enfin, la choroïdite exsudative et la cataracte symptomatique relèvent pour une part assez grande de cette affection.

La *choroïdite atrophique* et la *chloriorétinite* nous ont donné 140 aveugles des deux yeux, soit 88, 8 pour mille ; 57 aveugles de l'œil droit, 72, 2 pour mille ; 40 de l'œil gauche, 55, 7 pour mille. Enfin, dans l'ensemble, elle occupe le quatrième rang, avec 237 cas, soit 72, 6 pour mille. Nous ne devons pas pourtant être exclusif, et il est certain que la choroïdite atrophique n'est pas seulement la conséquence de la myopie. Dans une mesure plus large, nous pouvons la considérer peut-être comme la manifestation locale d'une maladie souvent générale. L'artério-sclérose et les manifestations qui l'accompagnent, l'arthritisme, la goutte, le rhumatisme, doivent certainement entrer pour une part assez grande dans son étiologie. Ce sont des relations que nous connaissons encore assez mal et qu'il serait intéressant de rechercher.

Le *décollement de la rétine* a fait 41 aveugles, 23, 3 pour mille ; il a donné lieu à 23 cécités monoculaires droites, 29 pour mille, et 38 cécités monoculaires gauches, 53 pour mille, enfin, dans le relevé général, il vient au huitième rang, avec 102 cas, soit 31, 3 pour mille. C'est encore la myopie qui donne lieu au plus grand nombre de décollements, mais ce sont les myopies fortes. C'est la myopie qui s'accompagne de choroïdite et de chloriorétinite, d'exsudats du corps vitré et de congestions fréquentes du côté de la rétine. Certains auteurs ont voulu voir dans le décollement une manifestation de la pression intra-oculaire que l'on rencontre chez certains myopes, et qui serait d'ailleurs la cause première de la myopie. Cette hypertension amènerait le décollement par transudation de liquide entre la rétine et la choroïde enflammée. On expliquerait peut-être ainsi les bienfaits, dans certains cas de décollement, de la paracentèse, de l'iridectomie ou des myotiques. La pathogénie est encore obscure ; ce qu'il faut surtout retenir, c'est que le décollement de la rétine arrive surtout chez les myopes à myopie très accentuée.

Enfin, la *choroïdite exsudative* et les *cataractes symptomatiques* sont souvent amenées par les lésions mentionnées plus haut.

La première a donné, sur 21 aveugles, 12 p. mille ; 11 cécités monoculaires droites, 13,9 p. mille ; 13 cécités monoculaires gauches, 18 p. mille ; enfin, en général, 45 cas, 13,8 p. mille.

Les secondes ont fourni 5 aveugles, 2,8 p. mille ; 6 cécités monoculaires droites, 7,6 p. mille ; 3 cécités monoculaires gauches, 4,2 p. mille ; et enfin, 14 cas en tout, 4,3 p. mille.

Nous devons faire ici des restrictions, car si les cas de cataractes symptomatiques sont peu nombreux, il est vrai aussi que tous ne se rapportent pas à la myopie. Le glaucome, la choroïdite, les lésions des membranes profondes ou du milieu de l'œil peuvent les amener et, par conséquent, c'est sous toutes réserves que nous les mentionnons au chapitre de la myopie.

Prophylaxie

Nous n'avons pas l'intention de faire ici un exposé, même sommaire, de la prophylaxie de la myopie. Ce sujet est traité dans tous les livres classiques avec luxe de détails. Nous dirons seulement que cette prophylaxie est applicable aussi bien à nos myopes qu'aux myopes de toutes les régions ; que, à Montpellier, on a créé des médecins chargés de passer l'inspection des yeux dans les écoles de l'Université ; cette mesure permet de signaler aux parents les vices de réfraction des enfants, de les avertir des

dangers que courent les yeux en les laissant sans correction. On peut aussi donner des conseils aux parents sur
les carrières à suivre pour les enfants et éviter ainsi, à
ceux qui n'ont pas une acuité visuelle suffisante, les désa-
gréments de voir, au dernier moment, leur carrière obs-
truée par insuffisance de vision.

Enfin, nous avons étudié cette année l'éclairage des
écoles par la lumière du soleil, à l'aide d'un photomètre
encore inédit du professeur Truc, et cette étude nous a
permis de constater les relations des progrès de la myopie avec un éclairement insuffisant, et nous autorise donc
à signaler les écoles où l'on devrait apporter des modifications utiles. Une étude de l'intensité de l'éclairage par
la lumière artificielle, nous permettra de noter les défec-
tuosités de tel ou tel mode d'éclairement et de conseiller
le meilleur. Enfin, l'inspection du mobilier serait utile,
non seulement au point de vue de l'influence des posi-
tions vicieuses sur la santé générale, mais aussi sur la
myopie. Il faudrait, pour être complet, passer en revue
les livres et donner son avis sur les caractères d'impres-
sion.

VII

CÉCITÉS DUES AUX TRAUMATISMES

Les traumatismes, dans la cécité binoculaire, n'occupent que le neuvième rang. Cependant, si nous consul-
tons les relevés concernant les cécités monoculaires
droite et gauche, les traumatismes occupent le second
rang, et, enfin, dans le relevé général, tiennent la troisième place. — La statistique nous donne les nombres

suivants ; ODG, 49 cas, 28 pour mille ; OD, 113 cas, 143 pour mille ; OG, 88 cas, 122,6 pour mille, et, enfin, total : 250 cas, 76,6 pour mille.

La disproportion entre les chiffres de ces divers relevés ne nous étonne pas. Nous comprenons fort bien que rarement un traumatisme atteint les deux yeux à la fois, et que, d'autre part, le sujet ayant perdu un œil devient beaucoup plus prudent et surveille le second. Ceci nous explique, dans une large mesure, la différence de proportion. D'autre part, la cécité monoculaire droite l'emporte sur la gauche. On se sert généralement de son bras droit, et c'est le bras droit qui contusionne souvent l'œil du même côté. Si nous avions continué notre relevé nous aurions trouvé que ce sont, en général, les classes peu aisées qui fournissent le plus d'aveugles par traumatisme et que ce sont surtout les mineurs et les carriers qui y participent pour la plus grande part. Les causes qui amènent des traumatismes sont nombreuses, et il est difficile de les énumérer. Ce sont, en général, des éclats de pierre et de fer qui constituent les causes les plus fréquentes, les explosions, dans les mines, projettent la terre et les pierres dans les yeux et amènent la cécité.

Les traumatismes varient avec la situation géographique des individus traumatisés. Les mineurs et carriers nous viennent surtout de la zone montagneuse ; dans la zone médiane, nous avons surtout les traumatismes provenant d'accidents professionnels très divers ; cependant, ce sont, en général, des cultivateurs qui se blessent l'œil avec leurs instruments de travail ; la chaleur excessive du sol, le manque de soin, les font venir dans un état assez souvent désespéré. Enfin, dans la zone littorale, ce sont les ouvriers qui travaillent dans les usines, dans les ports, qui donnent le plus grand nombre d'aveugles.

Voyons comment se produit et évolue la lésion amenant la cécité. Dans les grandes explosions, ordinairement le sujet a des blessures diverses, portant surtout sur les mains et la figure; un œil est atteint et souvent les deux yeux. On prend plus ou moins rapidement soin de la blessure, les secours sont ordinairement assez restreints, et le sujet arrive au centre hospitalier avec les paupières enflées, rouges, tendues, l'œil très douloureux et rempli de pus : c'est la *panophtalmie*.

Chez les carriers, c'est ordinairement un éclat de pierre ou du marteau qui sert à la fendre, qui est projeté violemment dans l'œil. Les sujets, habitués jusqu'à un certain point à des traumatismes oculaires peu graves, sont généralement très négligents; ils sentent la douleur, voient bien l'œil un peu rouge, mais s'en préoccupent fort peu ou bien demandent conseil aux personnes de l'entourage; le résultat ne tarde pas à se faire attendre : l'œil devient très douloureux, une quantité de pus envahit la chambre antérieure; ce sont ordinairement des *ulcères à hypopyon*. Cette affection, très fréquente dans notre pays, a été à Montpellier l'objet d'une prophylaxie un peu spéciale et nous arrêtera un instant.

C'est un ulcère de la cornée, ordinairement traumatique, s'accompagnant de pus dans la chambre antérieure et évoluant ordinairement chez des sujets offrant une défectuosité dans les voies lacrymales. C'est une affection fréquente et redoutable. Nous en relevons 48 cas, dont 6 seulement de cécités binoculaires. C'est surtout l'état lacrymal qui doit être considéré comme la cause principale de ces cécités. On a ordinairement affaire à des sujets qui se sont traumatisés l'œil, et surtout à l'époque des grandes chaleurs (juin, juillet, août, septembre). Habituellement, on découvre chez eux un

état lacrymal plus ou moins accentué. Le rôle de cet état
lacrymal, signalé surtout par le professeur Truc, est réel
et prouvé par la statistique. On voit, en effet, seulement
6 cas de cécité binoculaire et 42 de cécité monoculaire.
En effet, systématiquement, tous les sujets atteints d'ulcère à hypopyon sont cathétérisés des deux côtés, et nous
ne voyons que très rarement revenir un sujet atteint
d'ulcère à hypopyon de l'œil cathétérisé. Nous devons,
d'autre part, tenir compte du moment où le sujet arrive
dans le service hospitalier. S'il arrive au début de l'affection, au moment où le pus se décèle à peine dans la chambre antérieure, un cathétérisme et quelques cautérisa-
tions suffisent; mais, malheureusement, les sujets
attendent plus longtemps, et alors le résultat est beaucoup
moins rassurant. Il ne faut pas, d'ailleurs, être trop opti-
miste chez les sujets atteints d'ulcères à hypopyon; on
doit tenir certainement grand compte de l'état général,
de la nutrition plus ou moins favorable de l'œil affecté.
Nous avons, en effet, eu l'occasion de voir plusieurs sujets qui semblaient très légèrement atteints et chez les-
quels le pronostic paraissait favorable, perdre la vue
contre toute attente et en dépit des traitements les plus
attentifs.

La prophylaxie joue ici un grand rôle. L'ulcère à hypopyon est produit par la rétention autour de l'œil des
larmes qui contiennent des microbes pathogènes; cette
flore microbienne acquiert surtout le maximum de viru-
lence au moment des grandes chaleurs. A ce moment toute
éraillure de la cornée ouvre une porte à l'infection. Donc
il suffit de favoriser l'évacuation des liquides septiques par
le canal lacrymal pour éviter l'hypopyon. Le cathétérisme
et la modification du sac lacrymal chez tout individu atteint
de larmoiement, supprimerait certainement dans une large
proportion cette affection redoutable.

Dans les villes et les centres importants, les soins médicaux sont beaucoup plus à la portée de tous, aussi le nombre d'accidents peut être grand, mais les suites sont un peu moins redoutables. Nous trouvons ici des lésions beaucoup plus diverses, les sujets n'attendant pas que le mal ait complètement évolué pour venir nous consulter; les leucômes simples et adhérents, les iritis, les hémorragies oculaires contribuent aussi pour une bonne part à diminuer la vision.

Enfin nous devons mentionner comme cause de la cécité binoculaire, l'*ophtalmie sympathique* qui se déclare souvent sur l'œil sain l'autre étant traumatisé. Nous trouvons en effet 6 cas de cécité par ophtalmie sympathique dont 5 cas de cécité binoculaire, 1 cas de cécité monoculaire. Néanmoins, nous devons constater que la cécité par ophtalmie sympathique est relativement rare. Un malade ayant perdu un œil est toujours averti du danger que court le congénère. Cependant quelques sujets aiment souvent mieux, par terreur d'une opération, devenir aveugle que se laisser énucléer.

La *cataracte traumatique* est aussi une cause assez fréquente de cécité. Néanmoins, lorsque la cataracte ne s'accompagne pas de lésions trop grandes des diverses parties de l'œil, on peut espérer avoir dans sa cure radicale un résultat satisfaisant. Les enfants guérissent très bien par résorption de la cataracte. Chez les adultes, surtout si la cataracte s'accompagne d'un corps étranger intra oculaire ou d'une plaie assez largement ouverte, l'infection est à craindre, l'irido-cyclite et l'iridochoroïdite purulente ne sont pas rares, suppriment non seulement la vue de cet œil, mais mettent aussi en danger l'œil congénère par ophtalmie sympathique.

Prophylaxie

Dans les accidents produits par les traumatismes, il est des cécités, et en majorité, qui sont inévitables ; mais certainement une prophylaxie bien appliquée pourrait sûrement avoir raison de nombreux cas.

Les accidents inévitables sont ceux qui sont dus à la malveillance, ou ceux qui sont étrangers à la profession.

Mais, il y a d'autres accidents, très fréquents, se produisant à peu près toujours dans les mêmes conditions qui seraient susceptibles d'une prophylaxie rationnelle. Il est rare qu'un carrier ou un mineur, perde les yeux autrement que par un éclat de pierre pour l'un ou par une explosion pour l'autre ; un serrurier ou un forgeron arrive avec des débris de fer incrustés dans l'œil, un moissonneur reçoit un épi de blé et fait un ulcère. Ce sont là des maladies professionnelles relevant dans une certaine mesure d'une prophylaxie rationnelle.

Il est certain que, dans les usines, on devrait considérer le port de lunettes protectrices de l'œil comme obligatoire. Non seulement une loi devrait être votée dans ce sens, mais les compagnies d'assurances devraient refuser d'assurer les ouvriers que le patron n'obligerait pas à porter des lunettes.

Il faudrait d'autre part que l'Etat réglementât les jouets à vendre aux enfants. Les flèches qui lancent des pierres ou des plombs, les objets pointus, les pétards etc., sont un danger pour les yeux.

Enfin les secours médicaux devraient être plus immédiats. Dès qu'un sujet est blessé, il faudrait immédiatement l'envoyer chez un médecin oculiste ou dans un établissement hospitalier spécial. On éviterait ainsi beaucoup d'accidents dus aux tergiversations des malades. Souvent, avant de s'adresser au médecin, le sujet a été traité par des individus absolument étrangers à la médecine. Surtout dans les usines, les ouvriers forgerons entr'autres, recevant souvent des morceaux d'acier dans les yeux, l'enlèvent eux-mêmes où le font enlever plus ou moins adroitement par un de leurs camarades ; souvent ils réussissent, d'autre fois au contraire le remède est pire que le mal. Si, au contraire, le patron plus intéressé à la santé de ses ouvriers, envoyait immédiatement le malade chercher le secours médical, bien des cas malheureux seraient conjurés.

La législation actuelle sur les accidents de travail a rendu responsable le patron, ou les compagnies lorsque les ouvriers sont assurés ; il est certain que si on appliquait les règles d'une prophylaxie raisonnée, si les carriers par exemple étaient porteurs de lunettes protectrices obligatoires, tout le monde y gagnerait.

Malheureusement l'ouvrier n'est pas assez éduqué dans ce sens. Les règles d'une prophylaxie élémentaire ne sont pas assez suivies, et même dans les usines où l'on travaille le fer ou les matières pouvant causer du danger du côté de la vue, il n'est pas rare de constater qu'un ouvrier ayant perdu déjà un œil par traumatisme, perde l'autre par le même accident, qu'une prudence élémentaire aurait certainement prévenu.

Brulûres

Les brulûres nous donnent 14 cas de cécité dont 4 binoculaires. Elles sont produites soit par la malveillance et alors inévitables mais heureusement rares, soit accidentellement. Les brulûres par l'acide sulfurique sont celles que nous constatons le plus souvent. Les sujets atteints sont ordinairement des ouvriers employés dans des usines et alors l'acide sulfurique est projeté directement dans l'œil. Dans ce cas, la vision baisse progressivement ; au début les sujets se présentent avec des troubles relativement minimes, mais peu à peu la cornée s'opacifie, il se forme un leucome ou bien des ulcérations avec perte de la substance cornéenne et atrophie de l'œil. La chaux projetée dans l'œil ou bien des explosions de gaz amènent les mêmes effets.

Ce sont en général des accidents professionnels et, par conséquent, justiciables dans une certaine mesure d'une prophylaxie suffisante. Les ouvriers qui manient l'acide sulfurique, qui travaillent la chaux vive etc., devraient avoir leurs yeux protégés. On éviterait ainsi des accidents déplorables.

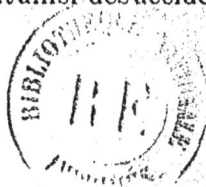

TABLE DES MATIÈRES

Pages

INTRODUCTION.   5

PREMIÈRE PARTIE. — Statistique de la Cécité d'après les
observations recueillies à la clinique ophtalmologique de
Montpeller de 1886 à 1901   11

   A. — Tableau synoptique de la cécité binoculaire (ODG)
     portant sur 1756 cas.   13

   B. — Tableau synoptique de la cécité monoculaire droite
     (OD) portant sur 790 cas   14

   C. — Tableau synoptique de la cécité monoculaire gau-
     che (OG) portant sur 718 cas   15

   D. — Relevé général de la cécité portant sur 3.264 cas .   16

   a) Cas de cécité observés pour le seul département de
     l'Hérault.   17

   b) Cas de cécité observés pour la région formée par les
     huit départements (y compris l'Hérault)   18

   c) Cas de cécité observés pour les départements (hors
     région)   19

   d) Cas de cécité observés pour l'Algérie   20

   e) Cas de cécité observés pour l'étranger.   21

   f) Statistique concernant les zones.   22

Pages

DEUXIÈME PARTIE. — Chapitre premier. — Causes géographiques de la cécité.   23

   a) Climat et hygrométrie   26
   b) Altitude   27
   c) Vents et poussières   28
   d) Races   29

Chapitre II. — Causes sociales et professionnelles . . .   31
   Résumé.   34

Chapitre III. — Causes morbides   37

   I. — Cécités relevant de maladies congénitales. . . .   37
     Rétinite pigmentaire. — Cataracte congénitale. —
     Buphtalmie. — Kératocone. —-Colobome. — Micro-
     phtalmie,

   II. — Cécités relevant d'un état constitutionnel . . .   41
     Glaucome chronique simple. — Glaucome aigu. —
     Ophtalmie phlycténulaire

   III. — Cécités par maladies générales.   51
     Atrophie du nerf optique. — Névrites et leurs formes.
     — Syphilis. — Albuminurie. — Hémorragies. —
     Embolies, — Maladie de Basedow. — Iritis et ses for-
     mes. — Iridochoroïdites.

   IV. — Cécités dues aux maladies des yeux contagieuses.   60
     Ophtalmie blennorrhagique. — Ophtalmie granuleuse

   V. — Cécités dues aux intoxications   66
     Amblyopies nicotinique, alcoolique. — Plomb.

   VI. — Cécités dues à la myopie.   71
     Myopie. — Choroïdite atrophique. — Décollement de
     la rétine. — Cataracte symptomatique.

   VII. — Cécités dues aux traumatismes   78
     Irido-choroïdite purulente. — Ulcère à hypopyon. —
     Ophtalmie sympathique. — Cataractes traumatiques.
     — Brûlures.

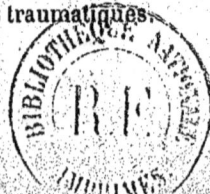